KiJu – Psychologie und Psychotherapie im Kindes- und Jugendalter
Band 23

Die Buchreihe

KiJu

wird herausgegeben von

Prof. Dr. Michael Borg-Laufs, Mönchengladbach
Prof. Dr. Hans-Peter Michels, Cottbus

dgvt Verlag

Tübingen

**Stefanie Brettner, Doris Freiberger &
Roswitha Dehu**

Gruppentraining sozialer Kompetenzen für Kinder und Jugendliche (8–12 Jahre)

Mit Online-Materialien

**Arbeitsmanual
für Therapeutinnen und Therapeuten**

dgvt Verlag

Tübingen
2019
2., überarbeitete Auflage 2022

Korrespondenzadressen:

Stefanie Brettner BSc

E- Mail: brettner@gz-schottwien.at

Mag. Doris Freiberger

E-Mail: office@kiz.or.at

Dr. Roswitha Dehu

E-Mail: r.dehu@gmx.at

Die Online-Materialien sind zu finden unter: www.dgvt-verlag.de → Service → Download
Download-Code: 8MAZcGHv39

Bibliografische Information der Deutschen Nationalbibliothek
Die Deutsche Nationalbibliothek verzeichnet diese Publikation in der Deutschen Nationalbibliografie; detaillierte bibliografische Daten sind im Internet über http://dnb.d-nb.de abrufbar.

2., überarbeitete Auflage 2022

Im Sudhaus
Hechinger Str. 203
72072 Tübingen

E-Mail: mail@dgvt-Verlag.de
Internet: www.dgvt-Verlag.de

Umschlagbild: Ferenc Szénási

Umschlaggestaltung: Winkler_Design, Wolfgang Winkler, Tübingen

Layout: VMR Monika Rohde, Leipzig

Druck und Bindung: CPI buch-bücher.de GmbH, Birkach

Auch als E-Book erhältlich: ISBN 978-3-87159-454-0

ISBN 978-3-87159-954-5

Inhalt

Vorwort

Im Zuge unserer Tätigkeit als Therapeutinnen und Pädagogin stellten wir einen zunehmenden Bedarf an Trainingsmöglichkeiten im Bereich der sozialen Kompetenzentwicklung für Kinder und Jugendliche fest. Bestehende Trainingsprogramme stellten uns aufgrund ihres Aufbaus und unserer Ansicht nach fehlender wichtiger Inhalte langfristig nicht zufrieden. So entstand der Wunsch, den Bereich der Förderung von sozialen Kompetenzen bei Kindern und Jugendlichen wissenschaftlich und therapeutisch auszubauen.

In vielen gemeinsamen Gesprächen entwickelten wir Ideen, wie Kindern und Jugendlichen soziale Kompetenzen vermittelt werden können. Diesen Grundvorstellungen folgten weitere Gespräche, sodass nach und nach ein vollständiges Arbeitsmanual entstand.

Anschließend wurde das vorliegende Training in Gruppen zum Einsatz gebracht, um dessen Nutzen evaluieren zu können.

Nach den ersten Durchgängen stellten sich zahlreiche, durchwegs positive Rückmeldungen von Eltern und PädagogInnen ein, sodass erkennbar war, dass das vorliegende Manual in die richtige Richtung wies. Es folgten mehrere Überarbeitungen und Adaptionen, wobei die Rückmeldungen laufend evaluiert wurden.

Nach jahrelanger Arbeit an diesem nun vorliegenden Manual freuen wir uns sehr, auch Ihnen ein gutes Gelingen dabei zu wünschen, unsere Ideen fortzusetzen und die positive Entwicklung „Sozialer Kompetenzen“ von Kindern und Jugendlichen zu unterstützen.

Stefanie Brettner, Doris Freiberger & Roswitha Dehu
Schottwien, im November 2018

1. Einleitung

Das vorliegende Manual stammt aus der Praxis und ist für den praktischen Einsatz gedacht. Unsere langjährige Erfahrung als Psychotherapeutin, Ergotherapeutin und Sonder- und Heilpädagogin, unter anderem in der Entwicklungsförderung im Kindes- und Jugendalter, lehrt uns, dass die gesunde Entwicklung von sozialen Kompetenzen leider nicht selbstverständlich ist. Dieses Buch soll einen Einblick geben in die Definition von „sozialen Kompetenzen“, die Erforschung von Ursachen sowie die Entwicklung verschiedener Störungsbilder bei Nichtbehandlung. Im Mittelpunkt des vorliegenden Manuals stehen praktische Anleitungen für die Durchführung eines Gruppentrainings sowie das dazu nötige Arbeitsmaterial.

Die Schuldfrage in Bezug auf die unzureichende Entwicklung sozialer Kompetenzen hilft in diesem Zusammenhang wenig, vielmehr geht es darum, mit betroffenen Kindern und Jugendlichen in einem Gruppensetting die mangelhaft angelegten Fertigkeiten nachzubereiten und ihnen damit die Chance zu geben, eine gesunde Persönlichkeit zu entwickeln. Jene Kinder sollen in unserem Programm nachhaltig soziale Kompetenzen erwerben und entwickeln.

In den Trainingsstunden, welche als *Gruppentraining (4 bis 6 TeilnehmerInnen)* durchgeführt werden, werden die Kinder und Jugendlichen mit bestimmten, aufeinander aufbauenden Inhalten konfrontiert und erhalten Rückmeldungen zu den gegebenen Ideen. Diese sind auf Fragen die eigene Persönlichkeit betreffend, aber auch auf den Umgang mit anderen Personen abgestimmt. Dabei treffen TeilnehmerInnen mit unterschiedlichen Stärken und Schwächen aufeinander, müssen zusammenarbeiten und können voneinander lernen und profitieren. Damit es den Kindern und Jugendlichen gelingt, die im Training erworbenen Fertigkeiten auf ihren Alltag zu übertragen, erhalten sie am Ende jeder Einheit einen „Auftrag“ für zu Hause. Für den Erfolg des Trainingsprogramms ist daher auch die Mitarbeit der Eltern sehr wichtig. Dabei ist es ganz entscheidend, dass die Kinder und Jugendlichen von ihren Eltern darin unterstützt werden, ihre „neuen“ Fertigkeiten auszuprobieren. Das Ende des jeweiligen Blocks stellt ein Elterngespräch dar, bei dem Fortschritte besprochen und offene Fragen geklärt werden können.

Zum besseren Verständnis erlauben wir uns im weiteren Verlauf den Begriff des „Kindes“ als Synonym für „Kinder und Jugendliche“ und die „Therapeutin“ als Synonym für „Trainerin/Trainer, Pädagogin/Pädagoge, Therapeutin/Therapeut“ zu verwenden.

2. Was versteht man unter „sozialer Kompetenz"?

Hinsch und Pfingsten verstehen „unter sozialer Kompetenz die Verfügbarkeit und Anwendung von kognitiven, emotionalen und motorischen Verhaltensweisen, die in bestimmten sozialen Situationen zu einem langfristig günstigen Verhältnis von positiven und negativen Konsequenzen für den Handelnden führen" (Hinsch & Pfingsten, 2007, S. 4).

Als Definitionsversuch können soziale Kompetenzen, welche in der Literatur häufig auch „social skills" oder „soft skills" genannt werden, auch als die Fähigkeit und Einstellung gesehen werden, die uns dabei unterstützen, unsere Ziele mit den Grundhaltungen und Werten der Gesellschaft zu verknüpfen. In diesem Sinne beeinflussen sie auch das Verhalten und die Einstellungen sich selbst gegenüber sowie die eigene Reaktion anderen gegenüber.

Beobachtbar ist häufig, dass es Kindern manchmal an eindeutigen Regeln, klaren Haltungen von Erziehenden oder einfach nur an einem Vorbild mangelt, an welchem sie sich orientieren können. Aggression entsteht meist aus Mangel an Klarheit. Der Wunsch, seinen eigenen Standpunkt mit einem sicheren zu vergleichen, sowie die Idee, eine bestimmte und sozial gewünschte Richtung einzuschlagen, stehen dabei oft in einem engen Zusammenhang. Leider merken wir immer wieder, dass Vorbilder oft unsicher sind, was sie Kindern zutrauen können. Dabei geht es darum, gesunde Kompetenzen im Sozialbereich vorzuleben und diese klar zu vermitteln. Gefühle, ob positiv oder negativ, entwickeln sich dabei automatisch. Grundlage dafür sind gewisse kognitive Vorbedingungen, ein Grundverständnis von Richtig und Falsch sowie die Anlage und spätere Entwicklung, sich in andere Personen hineinzuversetzen. Ein Einsichtsverhalten kann sich nach und nach entwickeln und fördert so die Persönlichkeitsentwicklung nachhaltig.

> „Zur Entwicklung von sozialen Fertigkeiten sind folgende Kernkompetenzen (gemeinsam mit den Kindern in der Gruppe) zu erarbeiten und zu festigen.
>
> - ✧ Emotionale Sozialkompetenz: die eigenen Gefühle wahrnehmen und damit umgehen lernen
> - ✧ Perspektivenübernahme & Empathie: Gefühle und Sichtweisen anderer wahrzunehmen und diese im eigenen Handeln zu berücksichtigen
> - ✧ Kommunikationsfähigkeit: Fähigkeit mit anderen in Kontakt zu treten, sowie Gefühle, Bedürfnisse adäquat zum Ausdruck bringen, aufmerksames Zuhören und Lösungen bei Konfliktsituationen herbeizuführen
> - ✧ Impulskontrolle: der möglichst beste Umgang mit negativen Gefühlen, wie Ärger, Neid, Frustration, …
> - ✧ Problemlöseverhalten: großer Erfahrungsschatz bzw. Ideenvielfalt, die eine faire Lösung des Problems herbeiführen können
> - ✧ Entspannung: Wissen und Anwendung diverser Entspannungstechniken
> - ✧ Prosoziales Handeln: Dazu gehören einerseits das Erarbeiten und Festigen von Verhaltensweisen, das Entschärfen kritischer Situationen (z. B. durch sich entschuldigen), das Annehmen und der Umgang mit Kritik, das Erbitten von Hilfe, das Ausüben von Kritik ausüben, ohne zu verletzen, …

- ✧ Selbstwertsteigerung: das Selbstvertrauen und die Haltung sich selbst gegenüber zu stärken
- ✧ Übernahme von Verantwortung: für das eigene Handeln selbst verantwortlich zu sein und dazu stehen.“ (Dehu, Brettner & Freiberger, 2015, S. 4)

Dies geschieht sowohl im Gruppengefüge als auch bei den „Aufträgen“, welche aus Aufgaben der Selbst- und Fremdwahnehmung bestehen und so die Anknüpfung an eigene Erfahrungen und Erlebnisse zulassen. Wichtig ist es dabei, auch die Eltern anzuleiten, ihre Kinder in der Beobachtung zu unterstützen, zu loben, zu bestärken, wenn diese nach und nach neue, erwünschte Verhaltensweisen zeigen. Das Training unterstützt so die Stärkung und Entwicklung der sozialen Kompetenzen, welche über kurz oder lang automatisiert ablaufen und dem Kind zu erlebten Erfolgen verhelfen.

3. Entwicklung sozialer Kompetenzen

Die Anlage-/Umwelt-Diskussion gilt als probates Mittel, um Entwicklungsbereiche zu erklären, und ist auch für die Entwicklung sozialer Kompetenzen wegweisend. Dem zugrunde liegen der angelegte Charakter, die Vorbildwirkung des Umfeldes und natürlich auch die im Laufe der Entwicklung gemachten Erfahrungen. Die Summe all dieser Teilbereiche trägt maßgeblich zur Entfaltung der angelegten Grundlagen bei. Fehlen geeignete Vorbilder oder wirken diese möglicherweise in falsche Richtungen, so kann diese Kombination Verhaltensweisen festigen, welche sozial unerwünscht oder sogar kontraproduktiv wirken.

Es liegt auf der Hand, dass ein sehr strenges oder zu lockeres Erziehungsverhalten sowohl aggressive, oppositionelle als auch schüchterne Verhaltensweisen verfestigen kann, wobei es hier keineswegs um die Schuldfrage gehen kann. Tatsache ist, dass mehrere Kinder einer Familie durch ein und dasselbe Vorbildverhalten der Eltern verschiedene Verhaltensmuster entwickeln können. Maßgeblich im Hintergrund wirkt der angelegte Grundcharakter, sodass jedes Kind eigene Bedürfnisse hat.

Es erscheint daher überaus wichtig, dass in einem Familiengefüge eine Einheit an Regeln herrscht, auf welche sich Kinder aller Charaktere verlassen können, denn Klarheit bringt Sicherheit und Sicherheit bringt Vertrauen. Dieses Vertrauen anderen und sich selbst gegenüber lässt Kinder zu sich selbst stehen und daran wachsen. Ein klares Vorbild zeigt Wege auf und wirkt wie ein Modell, an dem sich Kinder orientieren können, wobei Haltungen in verschiedenen Situationen nachgeahmt oder für das eigene Verhaltensrepertoire adaptiert werden können.

Eine liebevoll gestaltete Umgebung mit unterstützendem Anforderungscharakter, unter anderem im Hinblick auf:

- Sprache (die gesunde zwischenmenschliche Kommunikation)
- Bewegung (als Verbindungsstelle der beiden Gehirnhälften)
- kognitive Herausforderungen (mit Anregungen für geistige Anforderungen)
- sozial-emotionale Erfahrungen (Streit erleben und erfahren dürfen – warten lernen – teilen und verzichten können),

helfen dem Kind, sich zu einer gesunden und erfahrenen Persönlichkeit zu entwickeln.

Jeder von uns verfügt zudem über eine mehr oder weniger stark ausgeprägte Vulnerabilität (= erhöhte emotionale Verletzbarkeit). Wenn eine Person schon bei Kleinigkeiten explodiert, so verfügt diese meist über eine niedrige Frustrationstoleranz. Extrovertierte Personen zeigen sich dann häufig aggressiv oder oppositionell, möchten um jeden Preis ihre Wünsche und Ideen gesehen wissen. Introvertierte Menschen hingegen, nehmen sich gerne zurück und machen die Situation im Stillen mit sich aus. Darin besteht die Gefahr des Rückzuges.

„Die Entwicklung der Gefühle stehen mit gemachten Erfahrungen wie

- gespürte Glücksgefühle
- erfahrene Liebe
- erhaltener Trost
- erlebte Traurigkeit
- gefühlte Kränkung u. v. m.

in einem engen Zusammenhang. Neu erlebte Situationen werden mit bereits gemachten Erfahrungen verglichen, die daraus gewonnenen Erkenntnisse werden im Gehirn abgelegt, geprüft und gespeichert. Dabei werden negative Situationen, welche bisher keinen für das Kind vernünftigen Ausgang gefunden haben, immer wieder neu durchlebt. Die daraus gemachten Erfahrungen werden dabei nie wirklich abgelegt. Manche davon werden sogar negativ besetzt gespeichert.“ (Dehu et al., 2015, S. 6)

Nach Hinsch und Pfingsten sind „Soziale Kompetenzprobleme (…) alle Probleme bei der Verfügbarkeit oder Anwendung von kognitiven, emotionalen und motorischen Verhaltensweisen, die es einer Person erschweren, in für sie relevanten sozialen Alltagssituationen ein langfristig günstiges Verhältnis von positiven und negativen Konsequenzen zu erzielen.“ (Hinsch & Pfingsten, 2007, S. 7)

Genau hier setzt das vorliegende Manual an. Es zeigt durch den Einsatz verschiedener verhaltenstherapeutischer Methoden Defizite auf, lässt Kinder hineinspüren, nachahmen, neue Erfahrungen machen und in defizitären Bereichen nachreifen.

4. Aggressivität, Schüchternheit und oppositionelles Verhalten

Neben einer im Erbgut angelegten Charakterstruktur mit zugrundeliegenden Gefühlen, gepaart mit einer bestimmten Vulnerabilität, gibt es jedoch noch eine Reihe von begünstigenden Faktoren, welche in der Literatur angeführt werden. Diese betreffen die Person selbst:

- Defizite im Erbgut
- Probleme vor, während oder nach der Geburt
- Hirnareale, welche noch unausgereift sind und Bereiche wie das Planen und Handeln beeinflussen
- Charaktereigenschaften, welche die genannten Verhaltensweisen aufweisen
- Schwächen in der Wahrnehmung von Gefühlen (Petermann, 2007)

Für die Entwicklung der Anlage ist besonders bedeutend, auf welches Umfeld die gegebenen Bedingungen treffen, sodass es dabei ebenfalls zu einer maßgeblichen Beeinflussung kommt. Neben dem sozialen Status der Kernfamilie spielen familiär auftretende Probleme, die Eltern-Kind-Interaktion, ein unzureichendes Erziehungskonzept, Konflikte der Eltern, Probleme, welche durch eine eventuelle Alleinerziehung auftreten können, psychische Erkrankungen oder andere Leiden der Eltern, das Wohngebiet, mögliche Armut, in welcher ein Kind aufwächst, eine nicht unwesentliche Rolle (Petermann, 2007).

Natürlich spielen all diese genannten Faktoren in der Gesamtentwicklung einen wesentlichen Part, sodass es über die Festigung des Charakters, hinsichtlich aggressiv-oppositionellem und schüchternem Verhaltens, zu tiefgreifenden Problemen in der Persönlichkeitsentwicklung kommen kann, welche in der Literatur umfangreich empirisch erfasst und beschrieben werden.

Was haben jedoch alle unerwünschten Verhaltensweisen gemein?

Die betroffenen Kinder leiden darunter, fühlen sich unpassend, missverstanden, ungeliebt, einsam, unsicher u. v. m.

5. Zielgruppe und Nutzen

Das vorliegende „Gruppentraining sozialer Kompetenzen für Kinder und Jugendliche“, welches auf lerntheoretischen-/kognitiven Ansätzen aufbaut und vorwiegend verhaltenstherapeutische Methoden einsetzt, richtet sich, neben sozial-emotional unsicheren Kindern, die oft schüchtern, aber auch aggressiv sein können, auch an Kinder mit aggressiv-oppositionellem Verhalten und Kinder mit AD(H)S, die aufgrund ihrer Verhaltensweisen häufig unter der Ausgrenzung aus sozialen Gruppen leiden. Die Kinder erarbeiten in der Gruppe das notwendige Problembewusstsein, um neue, positive Möglichkeiten aufnehmen und umsetzen zu lernen. Allen diesen Kindern fehlen leider häufig Alternativen, welche zum Beispiel aggressives Verhalten unnötig machen, oder andere Konfliktlösungsmöglichkeiten sowie die Übung von prosozialem Verhalten. Manchen von ihnen fehlt auch die Einschätzung, was ihre Aggressionen in anderen auslösen, beziehungsweise wird durch ihre Ärger- und Wutreaktion die Entwicklung vom richtigen sozialen Verhalten verhindert. Die eigens dafür festgelegten Ziele sollen dabei unterstützen, in den Einheiten den roten Faden in der Erarbeitung der sozialen Kompetenzen beizubehalten. Neben den Kindern ist es natürlich besonders wichtig, auch die Eltern darin zu unterstützen, ihre bisher eingesetzten Reaktionen bei bestimmten Verhaltensweisen zu hinterfragen und bestenfalls positiv zu verändern.

6. Aufbau des Trainings

Grundlage für ein soziales Miteinander in der Gruppe ist die Erarbeitung und das Festlegen von gemeinsamem Regeln (z. B., wenn jemand spricht, hören die anderen aufmerksam zu und sind leise), welche auch im Alltag ihre Berechtigung haben. Die Kinder sollen dabei erkennen, dass Regeln nicht von Grund auf „schlecht“ sind, sondern vielmehr Vorteile für alle und auch für sie selbst bieten.

Der Aufbau des Trainings gliedert sich in drei Blöcke zu je zehn Einheiten:

Erster Block

1. Stunde	„Start up-Einführung, Kennenlernen, Organisation“
2. Stunde	Kommunikation
3. Stunde	Vertrauen
4. Stunde	Gefühle
5. Stunde	Gefühle wahrnehmen
6. Stunde	Gefühle nonverbal ausdrücken 1
7. Stunde	Gefühle nonverbal ausdrücken 2
8. Stunde	Gefühle verbal ausdrücken 1
9. Stunde	Gefühle verbal ausdrücken 2
10. Stunde	„Close up“ (Abschlussstunde)

Zweiter Block

1. Stunde	„Start up-Wiederholung“
2. Stunde	Selbstbewusstsein
3. Stunde	Selbstbewusstes Auftreten
4. Stunde	Respekt 1
5. Stunde	Respekt 2
6. Stunde	Grenzen
7. Stunde	Konfliktmanagement 1
8. Stunde	Konfliktmanagement 2
9. Stunde	Stressmanagement – Entspannung
10. Stunde	„Close up“ (Abschlussstunde)

Dritter Block

1. Stunde	„Start up-Wiederholung“
2. Stunde	Verantwortung übernehmen
3. Stunde	Freundschaft
4. Stunde	Selbst- und Fremdwahrnehmung 1
5. Stunde	Selbst- und Fremdwahrnehmung 2
6. Stunde	Kontaktaufnahme

7. Stunde	Kommunikationsschwierigkeiten
8. Stunde	Wut und Rache
9. Stunde	Wertschätzung
10. Stunde	„Close up“ (Abschlussstunde)

Die Kinder dürfen in der Gruppe positive Erfahrungen machen, empfinden Freude und erhalten klare Rückmeldungen bzgl. ihres Verhaltens. Die Selbstregulation und Fremdwahrnehmung im sozialen Kontakt erfährt eine weitreichende Schulung, ebenfalls jene der intersubjektiven Sichtweise, die zu einer Verbesserung der Konfliktfähigkeit führt. Durch die verbesserte Selbst- und Fremdeinschätzung gelingt es nach und nach, mit Kritik adäquat umzugehen, sowie wertschätzende Ausdrucksformen anderen gegenüber zu finden.

7. Eingesetzte Methoden und Verfahren

Im folgenden Kapitel möchten wir nur einige wenige der Techniken bzw. Methoden, die bei unserem Programm eingesetzt werden, erwähnen.

Kognitive Umstrukturierung

Die Verhaltenstherapie ist der Meinung, dass fehlerhafte Denk-, Einstellungs- oder Wahrnehmungsmuster für psychische Störungen verantwortlich sind. Bei der kognitiven Umstrukturierung geht es darum, diese Lebenseinstellungen und Denkmuster zu verändern.

Wenn ein Kind z. B. die Einstellung hat, dass keiner es mag und es sowieso nie Freunde finden wird, ist es in seinem Verhalten unsicher, zieht sich immer mehr zurück und steht eventuellen Spielangeboten anderer Kinder skeptisch gegenüber. Im vorliegenden Programm lernen die Kinder diese Denkmuster zu überprüfen und irrationale Gedanken durch hilfreiche zu ersetzen.

Im oben genannten Beispiel könnten hilfreiche Sätze z. B. sein: „Ich habe tolle Ideen. Es gibt sicher Kinder, die meine Freunde sein möchten."

Denkfehler wie Über- oder Untertreibung, der Anspruch der Perfektion oder Katastrophisierung werden abgebaut bzw. korrigiert.

Verstärkersystem

Die Verhaltenstherapie bedient sich eines gut erforschten Verstärkersystems, um negatives Verhalten zu löschen und positives Verhalten zu fördern.

Verstärker (positiv oder negativ) sind die Arten der Konsequenz, die wir einsetzen können, um Verhaltensweisen zu erlernen oder wieder zu verlernen. Dabei hat sich gezeigt, dass die intermittierende (unregelmäßige) Verstärkung die größte Löschungsresistenz aufweist und eine höhere Reaktionsrate hat als die regelmäßige Verstärkung.

Das heißt, je inkonsequenter eine Erziehung ist, desto besser und hartnäckiger halten sich die Verhaltensweisen der Kinder, die man doch so gerne verändern möchte.

Im vorliegenden Programm werden ein Punktesystem für positive Verstärkung und „grüne Karten" als Hinführung zum Zielverhalten eingesetzt.

Gesprächsführung

Um Konflikte lösen zu können, aber auch bei der allgemeinen Gesprächskultur ist es wichtig zu wissen, wie man seine Worte setzen muss, um verstanden zu werden oder eine etwaige Eskalation zu vermeiden.

Die Kinder lernen und üben, wie sich Worte und Tonfall beim Gegenüber auswirken. Sie lernen, ihre Gefühle in der richtigen Form auszusprechen – „Ich-Botschaften“ versus „Du-Botschaften“.

Hierzu ein Beispiel: „Ich bin enttäuscht, dass du heute nicht zum Spielen kommst, so wie wir es ausgemacht haben!“ = Ich-Botschaft.

„Na geh, jetzt kommst du schon wieder nicht zu mir!“ = Du-Botschaft.

Das Üben von Konfliktgesprächen ermöglicht es, diese realitätsnah zu lernen, deren Feinheiten zu erleben und zu trainieren.

Selbst- und Fremdwahrnehmung

Vielen Kindern fällt es schwer, sich selbst und andere Personen adäquat einzuschätzen. Sie wirken deshalb oft egoistisch oder gemein bzw. sind unsicher und/oder überschreiten Grenzen.

In diesem Programm lernen die Kinder sich selbst zu reflektieren und das Verhalten bzw. Mimik, Gestik und Körpersprache der anderen wahrzunehmen und mit der eigenen Einschätzung zu vergleichen.

Rollenspiele

Das Rollenspiel ist eine sehr wertvolle Technik, um zu reflektieren und gelernte Dinge in einem neuen Kontext zu üben. Sich selbst und anderen zusehen zu können, um dann selbst im geschützten Rahmen in verschiedene Rollen schlüpfen zu können, hilft dabei, eine bleibende Veränderung herbeizuführen.

Entspannungstechniken

Im entspannten Zustand fühlt man sich wohler und lernt auch besser. Die Kinder werden an Entspannungstechniken wie die progressive Muskelentspannung nach Jacobson, geführte Phantasiereisen oder Meditation langsam herangeführt.

Dabei wird darauf geachtet, dass den Kindern nicht langweilig wird und sie mit den anderen wertschätzend umgehen.

Blitzlichtrunde

Ab der zweiten Einheit des ersten Blocks findet zu Beginn jeder Stunde eine „Blitzlichtrunde“ statt. Die TeilnehmerInnen beschreiben hier anhand von Wetterkarten kurz ihre momentane Gefühlslage. Dies ermöglicht dem Therapeuten einen ersten Einblick in die emotionale Verfassung der einzelnen TeilnehmerInnen.

Der gleichbleibende Aufbau wirkt strukturierend und stärkt die Gruppe als Einheit. Durch die präzise Beschreibung verschiedenster Gefühlslagen entwickeln die Kinder Empathie und Interesse am anderen.

Negative Erlebnisse sowie Spannungen können dadurch gleich im Vorfeld besprochen, reflektiert und abgefangen werden, sodass diese keinen Einfluss auf den weiteren Verlauf der Gruppe haben.

Reflexion

Die im Arbeitsmanual angeführten Fragen zur Reflexion dienen als Anhaltspunkte und können je nach Therapeut und Gruppe beliebig ergänzt, abgewandelt und ersetzt werden.

Spezial-/Teamaufträge

Um die Inhalte des Trainings zu festigen, erhalten die Kinder in jeder Stunde einen „Spezialauftrag“ (= das Kind führt den Auftrag alleine aus) oder aber einen Teamauftrag (= der Auftrag soll mit einem Erwachsenen bearbeitet werden).

Um eine negative Kopplung mit schulischen Aufgaben zu vermeiden, wurden bewusst diese Begriffe statt dem Wort „Hausübung“ gewählt.

Die Aufträge dienen dazu, sich mit den Themen noch intensiver auseinanderzusetzen und die Techniken auch im Alltag auszuprobieren und einzusetzen.

8. Evaluation

Als wichtiges Kontrollmittel, ob der Einsatz einer notwendig scheinenden Intervention auch wirksam ist, wurde das vorliegende Manual einer Evaluation unterzogen. Evaluationen sind in vielfach aufbereiteter Form in der Literatur zu finden und sollen letztlich klar und deutlich die Effizienz einer Intervention belegen.

In diesem Zusammenhang ist es uns wichtig festzuhalten, dass der Begriff der „sozialen Kompetenz“ nur stellvertretend für eine Vielzahl von untergeordneten sichtbaren und unsichtbaren Phänomenen steht, welche in einer Evaluation nicht alle bewiesen und geprüft werden können.

Grundsätzlich gilt für Messmethoden immer folgender Grundsatz: Je größer die Zuverlässigkeit und Validität der eingesetzten Messinstrumente ist, umso effizienter ist die eingesetzte Methode im Training.

Viele Interventionen und Methoden, welche in diesem Manual zum Einsatz kommen, wurden bereits mehrfach evaluiert und als effizient bewertet. Wir setzen diese verhaltenstherapeutischen Methoden daher als geprüft voraus. Um die Wirksamkeit der Zusammensetzung des Stundenaufbaus zu prüfen, möchten wir unserem Manual eine eigene Evaluation anfügen.

Wir möchten uns an dieser Stelle darum bemühen, darzulegen, welchen Effekt wir vor, während und nach dem Einsatz unseres Manuales bei den betroffenen Kindern sehen konnten, sodass wir diese Ergebnisse in wissenschaftlich üblicher Form darlegen.

Für die Evaluation wurde eine Gruppe von dreißig Kindern, welche das vorliegende Training absolviert haben, herangezogen. In einem Fragebogen (siehe Anhang) wurden für das Training relevante Effekte in unterschiedlichen Items erfragt. Vor, am Ende des zweiten Blocks und nach Abschluss des Gruppentrainings wurden diese Bögen den Eltern zur Beantwortung vorgelegt und anschließend ausgewertet. Die in Zahlen transformierten Ergebnisse konnten so eine klare Abbildung der einbezogenen Verhaltensweisen zeigen. Ein Vergleich der Bögen jedes einzelnen Kindes, aber auch ein Vergleich der gesamten Gruppe konnte eine signifikante Verbesserung der einzelnen Items sowie auch die Effizienz des vorliegenden Manuales belegen.

In Bezug auf eine unterlassene langfristige Evaluation, welche wir bewusst nicht angelegt haben, möchten wir noch anmerken, dass uns diese aufgrund folgender Gründe nicht als sinnvoll und zielführend erscheint: Die abgelesenen Effekte werden in Folge nur dann zu einem stabilen weiterführenden Prozess führen, wenn auch außenstehende (nicht messbare) Faktoren, wie die weitere Umsetzung des Erlernten im Ursprungsumfeld Kernfamilie (welche sich ebenfalls konstant weiterentwickeln muss), die Ausschaltung negativer Einflüsse auf die angeeigneten wünschenswerten Verhaltensweisen, die behutsame Beachtung und Gestaltung des sozialen Umfeldes des Kindes (Schule, Wohnumfeld und Peers) u. v. m., bestehen. Hinsichtlich ihrer Komplexität sind diese nicht messbaren Faktoren daher nicht klar zu erfassen.

Nicht nur die Kinder, welche über unser Manual im Bereich der sozialen Kompetenzen eine Nachschulung erhalten, sondern auch die Eltern haben Bedarf an Ideen, wie sie ihre Kinder hinreichend fördern können. Die Eltern sowie das soziale Umfeld der Kinder tragen maßgeblich zur Förderung und Erhaltung der positiven Effekte aus diesem Training bei.

Ablauf der Evaluation

Die Evaluation des Programmes umfasst zwei Teile:

- ✧ Evaluation der Beobachtungen durch den Therapeuten, die Eltern und PädagogInnen (Schule)
- ✧ Evaluation der Auswertung von insgesamt 90 Fragebögen aus dreimaligen Befragungen von 30 Kindern (Fragebogen siehe Anhang)

Ergebnisse aus Beobachtungen

Folgende Beobachtungen konnten während sowie nach Abschluss des Trainings gemacht werden:

- ✧ uneinheitliche, eher heterogene Gruppen → strukturierte Gruppe
- ✧ schüchterne Kinder/Jugendliche nehmen zunehmend mehr aktiv am Gruppengeschehen teil
- ✧ unruhige Kinder/Jugendliche können abwarten, bis sie an der Reihe sind
- ✧ die Kommunikation unter den Gruppenmitgliedern ist respektvoller (abwarten, Blickkontakt halten)
- ✧ die einzelnen TeilnehmerInnen fühlen sich angenommen und daher wohl in der Gruppe
- ✧ die TeilnehmerInnen sind aufmerksam bei der Sache
- ✧ die Kinder/Jugendlichen haben Spaß am gemeinsamen Miteinander
- ✧ die Inhalte können im Verlauf zunehmend schneller vermittelt werden, da das Aufmerksamkeitsniveau der TeilnehmerInnen zunimmt
- ✧ die Beobachtungsgabe und Empathie der Kinder/Jugendlichen in Bezug auf soziales Miteinander wird zunehmend stärker
- ✧ Bedürfnisse und Wünsche werden ruhiger und klarer kommuniziert
- ✧ in Konfliktsituationen kann der eigene Anteil erkannt und vor der Gruppe eingestanden werden
- ✧ die Kinder und Jugendlichen kommen nicht mehr so voreilig zu Entschlüssen
- ✧ die TeilnehmerInnen handeln weniger impulsiv und wägen ihre Handlungen im Vorfeld besser ab
- ✧ Vorurteile sind keine/nur mehr wenig beobachtbar
- ✧ die Gruppenregeln können nach und nach viel besser eingehalten werden
- ✧ Konsequenzen sind nach einiger Zeit fast nicht mehr notwendig

- die Kinder/Jugendlichen sind neuen Übungen und Aufgaben gegenüber offener
- die Kinder/Jugendlichen berichten von Beobachtungen im sozialen Kontext in ihrem Alltag, welche ihnen davor nicht aufgefallen sind
- Negativverhalten/störendes Verhalten nimmt ab
- durch das Gefühl des „Angenommenseins“ eines jeden einzelnen Mitglieds tritt das Konkurrenzdenken in den Hintergrund

Beobachtungen zu Hause im Verlauf des Trainings:

Die Kinder/Jugendlichen

- kommunizieren klarer und auch überlegter
- zeigen mehr Verständnis
- beginnen weniger Streitereien
- können mit Frustration besser umgehen (z. B. Geschwisterrivalität)
- bleiben bei sich und wollen andere weniger verändern
- sind sich ihrer Rolle bei Konflikten bewusst
- sind besser zu führen
- diskutieren weniger
- nehmen sich und ihre Handlungen bewusster wahr
- agieren nicht mehr so impulsiv

Beobachtungen in der Schule durch das Training:

- die Kinder/Jugendlichen zeigen sich weniger angriffsbereit/impulsiv
- schüchterne Kinder/Jugendliche trauen sich mehr zu
- die Kinder/Jugendlichen zeigen sich zufriedener und gelassener
- Konflikte werden vorwiegend verbal mit dem Konfliktpartner oder aber unter Zuhilfenahme des Lehrers gelöst
- die Kinder/Jugendlichen sind selbstbewusster
- die Kinder/Jugendlichen wirken reifer als zuvor
- die Kinder/Jugendlichen verfügen über eine höhere Frustrationstoleranz
- die Kinder/Jugendlichen zeigen Interesse an Entspannungstechniken und wenden diese in Konfliktsituationen in einem angemessenen Rahmen an
- die Kinder und Jugendlichen kennen Techniken zur Aggressionsbewältigung und wenden diese in einem angemessenen Rahmen an

Ablauf der Evaluation aus den Fragebögen

Der größere Teil der Evaluation umfasst jedoch die Bearbeitung von insgesamt neunzig Fragebögen, wobei dreißig Kinder je dreimal mittels Evaluationsfragebogen erfasst worden sind. Die Fragen können auf einer Skala von 0 bis 10 beantwortet werden, wobei 0 die schlechteste und 10 die beste Bewertung darstellt. Dabei entsprechen 10 Punkte einem Rang von 100 Prozent. Bei einer Bewertung mit 0 ist die Auftretenshäufigkeit massiv, bei 10 gibt es hingegen keine Auffälligkeit.

Die Bögen wurden vor, am Ende des zweiten Blocks und am Ende des Programmes an die Eltern verteilt und von diesen ausgefüllt retourniert. Die Werte wurden anschließend in Listen erfasst und in mehreren Bereichen miteinander verglichen. Die insgesamt zwanzig Fragen blieben in allen drei Bewertungsdurchgängen gleich. Außerdem konnten die dreißig Kinder in insgesamt drei Gruppen eingeteilt werden, da sich unter den meist heterogen zusammengestellten Gruppen drei Typen von Kindern erkennen ließen:

- die Gruppe oppositioneller Kinder
- die Gruppe impulsiver Kinder
- die Gruppe emotional gehemmter Kinder

Der gezielte Vergleich relevanter Fragen für jeden Typus brachte ebenfalls interessante Ergebnisse.

Ergebnisse aus der Evaluation mittels Fragebogen

Der Vergleich aller Kinder brachte eine Gesamtverbesserung des Verhaltens von 2,83, also eine durchgehende Verbesserung von 2,83 Punktewerten, was einem Prozentsatz von etwas mehr als 28 % entspricht.

Aus der Abbildung kann deutlich abgelesen werden, wie sich die Kinder im Verhalten insgesamt verbessern konnten (siehe Abb. 1).

Die ersten Säulen stellen jeweils die Anfangssituation dar, also lag die erste Begutachtung der Eltern bei einem Mittelwert von etwas über 4 Punkten (genau 4,152 als Mittelwert aus 10 Punkten). Das Ergebnis der zweiten Befragung (zweite Säule daneben) stellt nun den Vergleich dar und zeigt bereits einen Mittelwert von 5,595. In Prozent ausgedrückt kann man hier bereits eine Steigerung in Richtung erwünschtes Verhalten von 14,4 % ablesen.

Die zweite Säulengruppe nimmt nun als Ausgangssituation den Mittelwert aus der zweiten Befragung und vergleicht jenen mit dem Endergebnis, also den Werten der dritten Befragung. Hier verbessert sich das Verhalten um weitere 13,9 Prozent, da sich der Mittelwert von der ersten Säule der zweiten Evaluation von eben 5,595 Punkten auf einen Mittelwert von 6,989 Punkten der zweiten Säule verbessert.

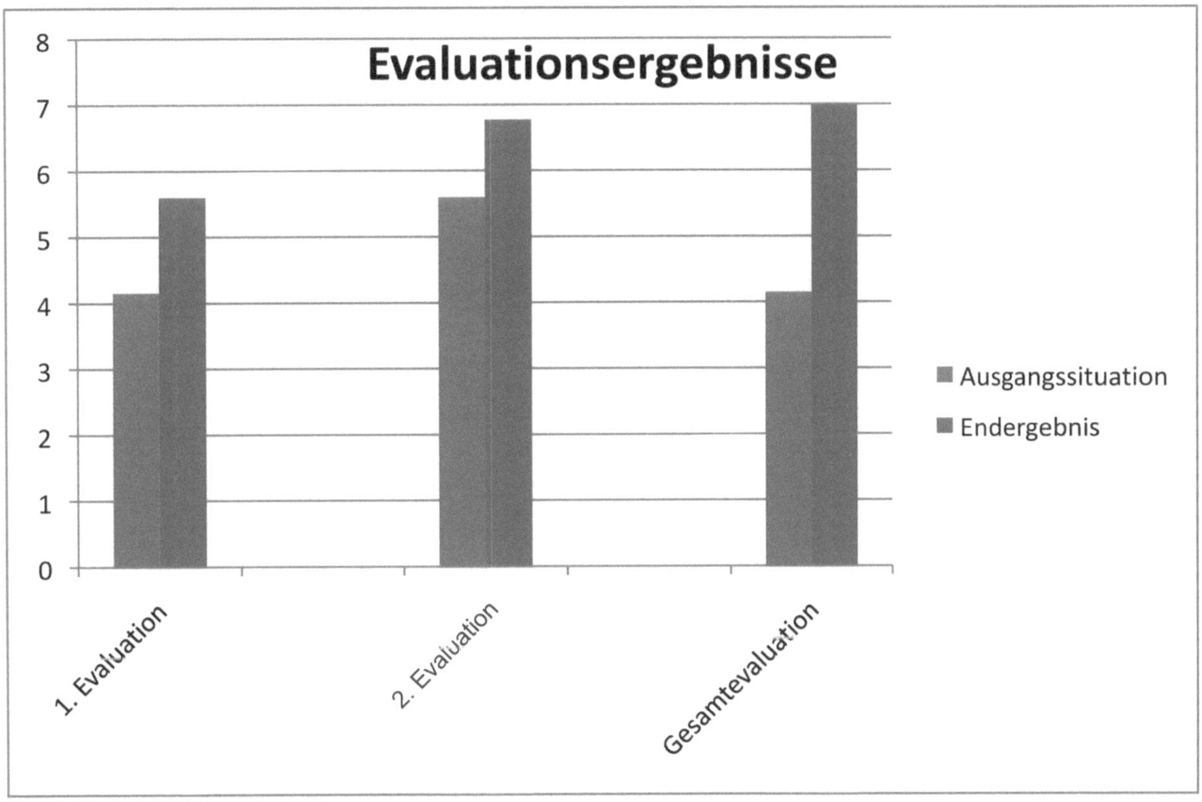

Abbildung 1: *Evaluationsergebnisse*

Die Gesamtevaluation vergleicht nun die ursprünglichen Werte (erste Befragung noch vor dem Beginn des Trainings) mit den Endwerten (Werte aus der dritten Befragung), wobei der Mittelwert von 4,152 Punkten auf ein Endergebnis von 6,989 Punkten springt. Es zeigt sich also eine Verhaltensbesserung von 2,837 Punkten, was eine prozentuale Steigerung von 28 Prozent zeigt.

Mit diesem Ergebnis kann das Programm als effizient erachtet werden.

Um weitere interessante Ergebnisse darzulegen, konnten nun die drei Typen von Kindern gezielt miteinander verglichen werden. Dafür wurden jene Fragen, welche relevant für den jeweiligen Typus sind, miteinander in Beziehung gesetzt. Diese Ergebnisse sind sehr interessant, sodass wir sie gerne zeigen möchten.

Vergleich von Anfangssituation und Endergebnis von Kindern mit oppositionellem Verhalten

Zu diesem Vergleich wurden die Mittelwerte aus Anfangs- und Endbefragung von folgenden Fragen miteinander verglichen:

- Kann Ihr Kind bei sich selbst und bei anderen Angst, Wut, Enttäuschung wahrnehmen? (Fragen 2 und 3)
- Kann es seine eigenen sozialen Interaktionen realistisch einschätzen? (Frage 6)
- Verhält sich Ihr Kind anderen gegenüber wertschätzend? (Frage 8)
- Wie geht Ihr Kind mit Konfliktsituationen um? (Frage 11)
- Pflegt Ihr Kind konstante Freundschaften? (Frage 13)
- Kann Ihr Kind Frustration aushalten? (Frage 17)
- Kann Ihr Kind seine Wünsche oder Bedürfnisse kurzzeitig zurückstellen? (Frage 18)
- Kann Ihr Kind seine Wut unter Kontrolle halten? (Frage 19)

Gerade bei jenen Items hat dieser Typus Probleme. Es konnte herausgearbeitet werden, dass sich eine deutliche Verbesserung des Verhaltens zeigt, sogar um einen Prozentwert von etwas mehr als 37 %. Die Vermutung liegt nahe, dass die Kinder deshalb so vom Programm in diesen Fragen profitieren, da sie nun Antworten auf ihre eigenen Problemsituationen erhalten, was ihr Verhalten positiv verbessert, d. h., sie greifen in jenen Situationen auf neu erlernte Lösungsmöglichkeiten zurück (Abb. 2).

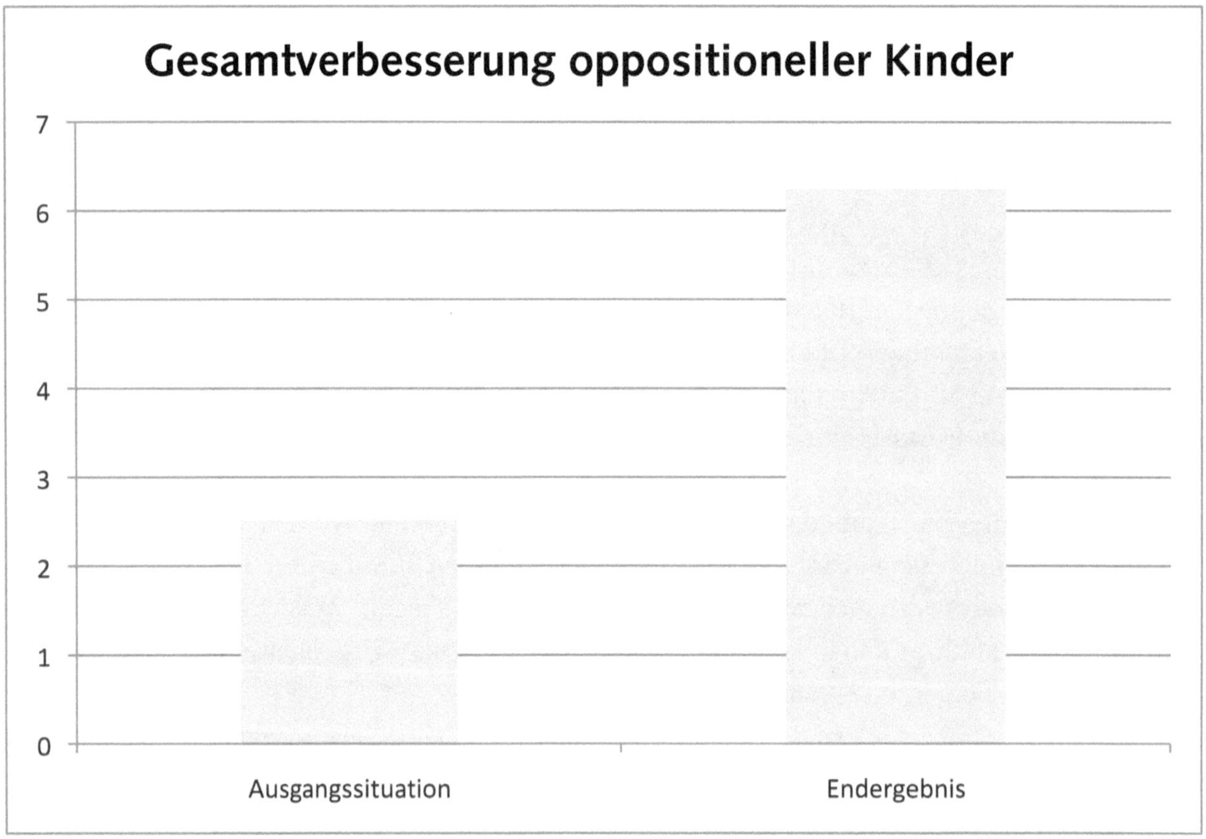

Abbildung 2: *Gesamtverbesserung oppositioneller Kinder*

Vergleich von Anfangssituation und Endergebnis von Kindern mit impulsivem Verhalten

Der gezeigte Vergleich stellt die Mittelwerte aus Anfangs- und Endbefragung von folgenden Fragen dar:

- Kann Ihr Kind bei sich selbst und bei anderen Angst, Wut, Enttäuschung wahrnehmen? (Fragen 2 und 3)
- Kann Ihr Kind Wünsche und Bedürfnisse angemessen äußern? (Frage 4)
- Kann es seine eigenen sozialen Interaktionen realistisch einschätzen? (Frage 6)
- Kann Ihr Kind das Verhalten anderer realistisch einschätzen? (Frage 7)
- Hat Ihr Kind einen positiven Selbstwert? (Frage 9)
- Wie geht Ihr Kind mit Konfliktsituationen um? (Frage 11)
- Kann Ihr Kind seine Wünsche oder Bedürfnisse kurzzeitig zurückstellen? (Frage 18)
- Kann Ihr Kind seine Wut unter Kontrolle halten? (Frage 19)

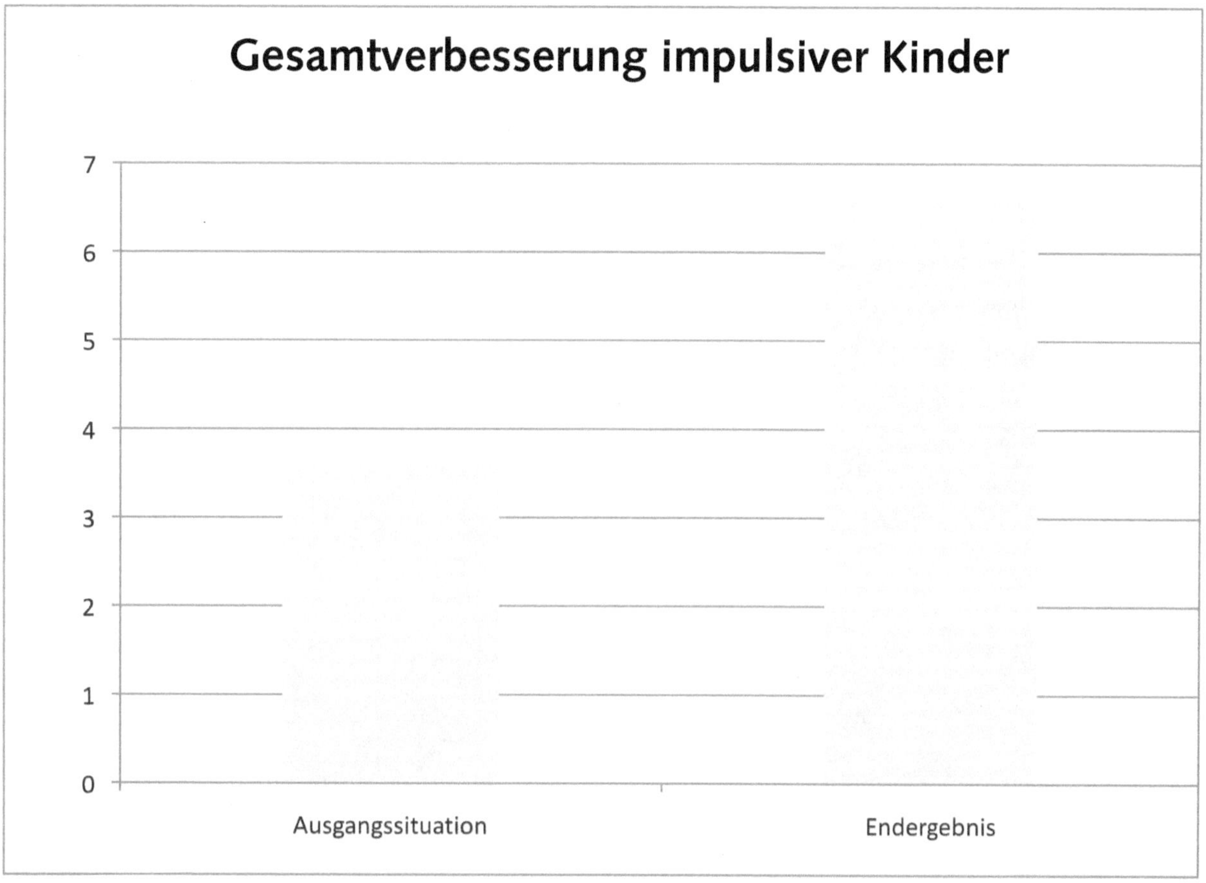

Abbildung 3: *Gesamtverbesserung impulsiver Kinder*

In diesem Vergleich kann deutlich gemacht werden, dass Kinder, welche ein impulsives Verhalten an den Tag legen, ebenso vom Durchlauf des Programmes profitieren können, da auch sie für sich jene Inhalte speichern, welche ihnen bisher große Probleme bereitet haben. Es tritt beim Vergleich eine Verbesserung von rund 30 Prozent ein (Abb. 3).

Vergleich von Anfangssituation und Endergebnis von Kindern mit emotional gehemmtem Verhalten

Ein Vergleich der Mittelwerte aus Anfangs- und Endbefragung von folgenden Fragen ergibt auch bei emotional gehemmten Kindern eine signifikante Verbesserung. Die Mittelwerte folgender Fragen wurden bei diesem Typus miteinander in Beziehung gesetzt:

- Ist Ihr Kind frei von psychosomatischen Problemen? (Frage 1)
- Kann Ihr Kind Wünsche und Bedürfnisse angemessen äußern? (Frage 4)
- Ist Ihr Kind selbstbewusst? (Frage 5)
- Hat Ihr Kind ein positives Selbstbild? (Frage 9)
- Kann Ihr Kind seine Bedürfnisse adäquat verteidigen? (Frage 10)
- Pflegt Ihr Kind konstante Freundschaften? (Frage 13)
- Sucht Ihr Kind von sich aus Kontakt zu Gleichaltrigen? (Frage 16)
- Teilt Ihr Kind seinen Ärger oder seine Frustration angemessen mit? (Frage 20)

Diese Fragen sind besonders bei schüchternen Kindern relevant. Eine Verbesserung des Verhaltens zeigt damit deutlich, dass dieser Typus besonders Unterstützung dabei braucht, sich etwas zuzutrauen und auf andere Menschen zugehen zu dürfen. Damit lässt die Evaluation dieses Typus den Schluss zu, dass sich eine Festigung der Gesamtpersönlichkeit ergibt (Abb. 4).

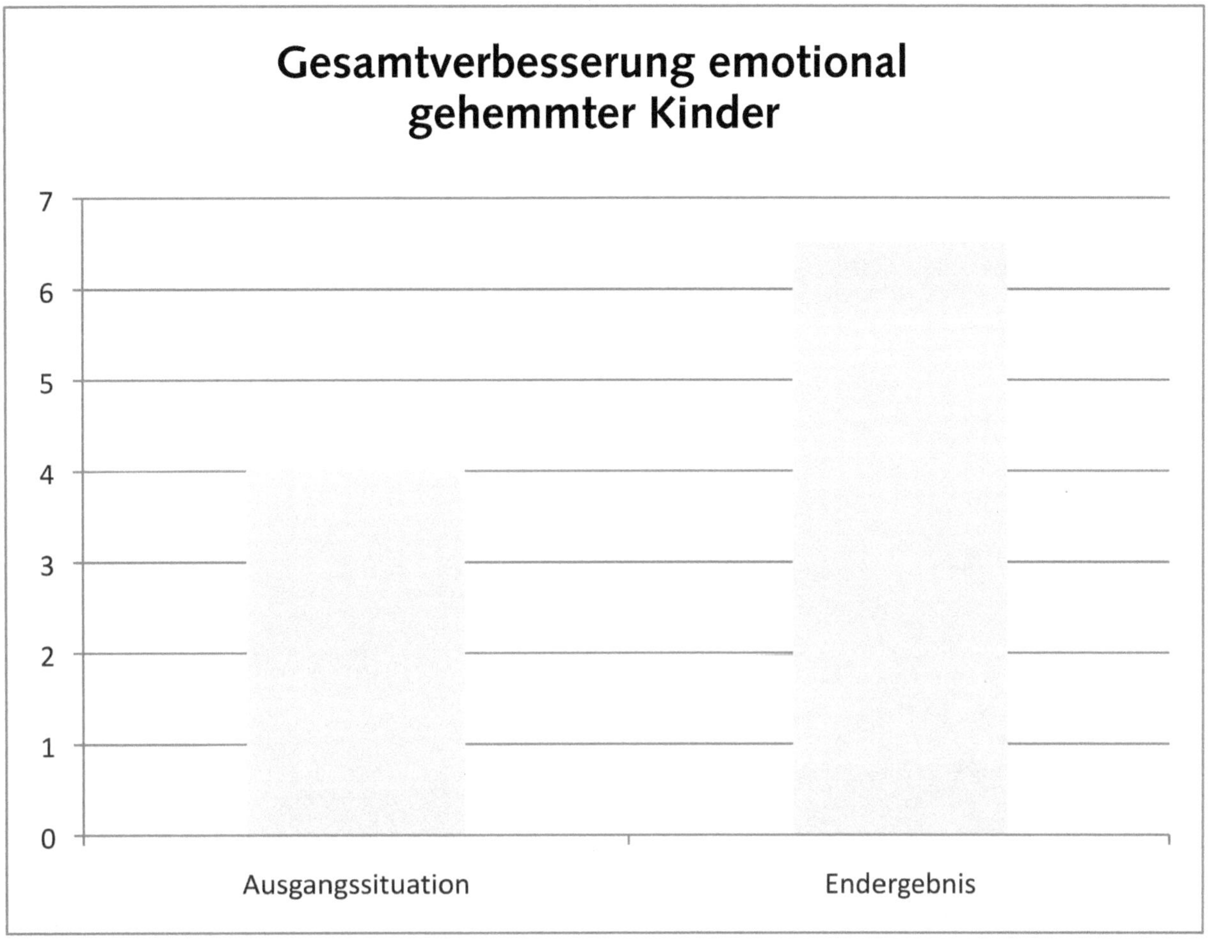

Abbildung 4: *Gesamtverbesserung emotional gehemmter Kinder*

Diese Kinder zeigen eine Steigerung von knappen 25 Prozent bei für sie typischen Verhaltensweisen.

Gesamtergebnis der Evaluation von dreißig Kindern mittels dreier Befragungen

Mittels der Evaluation kann die Effizienz des Programmes klar aufgezeigt werden. Der Prozentsatz von etwas über 28 % zeigt einen guten Output, aber auch der einzelne Vergleich von drei verschiedenen Persönlichkeitstypen zeigt eine deutliche Verbesserung des Verhaltens in typrelevanten Bereichen auf. Damit ist die Effizienz des vorliegenden Programmes deutlich nachgewiesen.

9. Anamneseerhebung

Erstgespräch Eltern

Vor Aufnahme in die Gruppe sollte ein Erstgespräch mit den Eltern stattfinden. Themeninhalte dieses Gesprächs sind:

- ✧ Anamneseerhebung
- ✧ Kindliche Entwicklung
- ✧ Problembeschreibung und Verlauf
- ✧ Erziehungsstil der Eltern
- ✧ Ressourcen des Kindes und seines Umfelds
- ✧ Organisatorisches (Termine, Kosten, Ablauf)

Erstgespräch Kind

Dieses dient einem ersten Kennenlernen zwischen Kind und Therapeut und kann entweder als Einzelstunde oder aber im Rahmen des Elterngespräches im Einzelsetting erfolgen. Themeninhalte dieses Gespräches sind:

- ✧ Problembeschreibung seitens des Kindes
- ✧ Erhebung der Lösungsansätze bzw. des Umgangs mit den Problemen
- ✧ der Erziehungsstil der Eltern aus Sicht des Kindes
- ✧ Erläuterung des weiteren Vorgehens
- ✧ Klärung offener Fragen

Mögliche Fragen hierzu wären:

- ✧ Weißt du, warum du heute hier bist?
- ✧ Was haben deine Eltern dir denn darüber erzählt, was wir heute hier machen?
- ✧ Gibt es oft Streit/Auseinandersetzungen mit anderen?
- ✧ Bist du oft traurig, weil andere dich auslachen, verspotten oder Ähnliches?
- ✧ Etc.

Das Kind sollte darauf hingewiesen werden, die Fragen ehrlich zu beantworten (viele Kinder tendieren in einer derartigen Situation zu „Flunkereien", um ihr Verhalten besser darzustellen oder aber die Situation übertrieben zu skizzieren). Des Weiteren sollte das Kind darauf hingewiesen werden, dass es Fragen, die ihm unangenehm sind, nicht beantworten muss und diese Entscheidung auch akzeptiert wird. Ein Drängen der Eltern, welche das Kind trotzdem zu einer Antwort bewegen wollen, muss seitens des Therapeuten unmittelbar unterbunden werden.

Des Weiteren sollte dem Kind selbst auch die Möglichkeit gegeben werden, Fragen zur Gruppe zu stellen.

Am Ende des Erstgesprächs sollten die Ziele und deren Realisierbarkeit besprochen werden.

Sowohl dem Kind als auch den Eltern sollte dabei klar gemacht werden, dass

- der Wille des Kindes zur Veränderung Grundvoraussetzung für eine erfolgreiche Teilnahme ist
- nur ein regelmäßiges Üben der Aufgaben im Alltag eine Veränderung bewirken kann

Gespräche mit PädagogInnen

Da die meisten sozialen Probleme sich unter anderem im sozialen Gefüge der Schule bemerkbar machen, sind Gespräche mit PädagogInnen von überaus großer Relevanz, um ein ganzheitliches Bild des Kindes zu erhalten. Themeninhalte derartiger Gespräche können sein:

- Verhalten des Kindes in der Schule
- Integration in die Klasse
- Klassenstruktur
- Umgang des Kindes mit Regeln
- Umgang des Kindes mit Frustration
- Umgang des Kindes mit Konfliktsituationen
- Ressourcen des Kindes seitens des Pädagogen/der Pädagogin
- primäre Probleme aus Sicht des Pädagogen/der Pädagogin

10. Struktur der Gruppen

Alter

Die Altersspanne der TeilnehmerInnen sollte zwei bis max. drei Jahre nicht überschreiten, da größere Altersunterschiede zu unterschiedlicheren Problemen und Schwerpunkten führen können.

Gruppenzusammenstellung

Die Gruppenzusammenstellung selbst sollte unter Einschluss aller anamnestischen Daten sowie unter Einbezug sich ergänzender Persönlichkeitsstrukturen der einzelnen TeilnehmerInnen vorgenommen werden, da ein gutes Gefüge die Fortschritte der gesamten Gruppe positiv beeinflusst.

Erfahrungen aus der Praxis haben gezeigt, dass es nicht zwingend notwendig ist, bei der Zusammenstellung von Gruppen auf möglichst ähnliche Störungsbilder zu achten. Vielmehr scheint es der Fall zu sein, dass gerade Kinder mit verschiedenen Problemen sich in der Gruppe gegenseitig bereichern können (z. B. kann ein schüchternes Kind sich etwas vom selbstbewussten Auftreten eines aggressiveren Kindes abschauen, das aggressive Kind hingegen kann durch das ruhige Auftreten des schüchternen Kindes etwas „gebremst" werden).

Darüber hinaus erscheint es wichtig, ob Kinder auf der persönlichen Ebene miteinander harmonieren bzw. ob sie sich aus dem Alltag kennen und wenn ja, in welchem Verhältnis sie dort zueinander stehen (z. B. „Erzfeinde" aus der gleichen Klasse etc.). Aus diesem Grund empfiehlt es sich, das Kind zunächst alleine kennenzulernen (→ siehe Erstgespräch).

Homogenität/Heterogenität

Die Praxis hat gezeigt, dass sowohl die Homogentität als auch die Heterogenität von Gruppen in Bezug auf das Verhalten („oppositionell-aggressiv" versus „schüchtern/zurückhaltend") jeweils eigene Vor- und Nachteile mit sich bringen.

Homogene Gruppen

Vorteile	**Nachteile**
durch ähnliche Erfahrungen sind die einzelnen TeilnehmerInnen gegenseitig offener	weniger Gelegenheit einen andersartigen Zugang zu erfahren, durch ähnliche Probleme und den gleichen Umgang damit
erleben, dass man mit seinem Problem nicht allein ist	Gefahr der Abwehr der dahinter liegenden gemeinsamen Ängste
verhaltensspezifische Themen können intensiver bearbeitet werden	

Heterogene Gruppen

Vorteile	**Nachteile**
guter Alltagsbezug durch heterogene Zusammensetzung	Notwendigkeit der Anpassung von Themeninhalten an beide Gruppen, sodass verhaltensspezifische Themen nicht so intensiv bearbeitet werden können
authentischere Trainingsmöglichkeiten	

In Bezug auf das Geschlecht der TeilnehmerInnen wurde festgestellt, dass heterogene Gruppen v. a. im Volksschulalter von Vorteil sind.

Ab der Altersgrenze von ca. zehn bis elf Jahren (Beginn der Pubertät) sollte die Zusammenstellung der Gruppe in Bezug auf das Geschlecht je nach Charakter und psychischem Entwicklungsstand der Gruppenmitglieder individuell entschieden werden.

Viele TeilnehmerInnen profitieren dann von einer heterogen zusammengestellten Gruppe. Wohingegen homogene Gruppen es vielen Kindern ermöglichen, sich unter „ihresgleichen" mehr zu öffnen und auch geschlechtsspezifische Themen intensiver zu bearbeiten.

Trotzdem soll an dieser Stelle auf das Risiko hingewiesen werden, dass homogene Gruppen im Rahmen des Trainings weniger Möglichkeiten haben, typische Probleme mit dem anderen Geschlecht in Rollenspielen und Gesprächen zu lösen.

Gruppengröße

Es empfiehlt sich eine Gruppengröße zwischen vier bis max. sechs TeilnehmerInnen, wobei diese je nach Schweregrad des Problemverhaltens sowie der Persönlichkeitsstruktur variiert werden kann.

Gruppenmanagement

- ***ein Therapeut***
  Bei vier TeilnehmerInnen ist es möglich, die Gruppe alleine zu leiten (Ausnahme: Kinder, welche ein extrem hohes Maß an Unterstützung und Struktur benötigen).
- ***zwei Therapeuten***
  Ab fünf TeilnehmernInnen empfiehlt es sich, die Gruppe zu zweit zu leiten, da in größeren Gruppen erfahrungsgemäß mehr Unruhe entsteht als in kleineren. Die doppelte Leitung ermöglicht es zudem, dass ein Therapeut die Themeninhalte vermittelt, während der andere das Verhalten der Gruppenmitglieder lenkt und deren Verhalten zeitnah dokumentieren und festhalten kann, sodass weniger Informationen verloren gehen, als wenn die Dokumentation der Gruppe im Anschluss daran aus dem Gedächtnis erfolgen muss.

11. Organisation und Ablauf

Wie bereits in den letzten Kapiteln vermittelt, ist es besonders bedeutsam, dass der Therapeut als wertvollste Grundlage eine empathische Grundhaltung einbringt und in seiner Rolle als Vorbild klar bleibt. Das Manual ist authentisch und in der eigenen Haltung sicher zu vermitteln.

Verhaltenstherapeuten wird empfohlen ein S-O-R-C-K-Modell zu erstellen, um die familiäre Herangehensweise in Problemsituationen genauer zu erarbeiten und den Eltern eine mögliche Erklärung zum Modell zu vermitteln. Oft liegt genau hier eine Möglichkeit, Verständnis für das Verhalten des Kindes zu entwickeln. Vielleicht wären an dieser Stelle noch einige Elternstunden angezeigt, wobei gemeinsam mit dem Therapeuten neue Verhaltensmuster für die gesamte Familie erarbeitet werden können.

Hier wäre auch die Überlegung möglich, ein Elterngruppentraining zu installieren, um genau jene Fragen zu klären, welche die Entfaltung sozialer Fertigkeiten bisher verhindert haben.

Ablauf der Gruppe

Wöchentlich stattfindende Gruppeneinheiten von 90 Minuten im Umfang von insgesamt 30 Einheiten.

Ablauf der Evaluationen für Therapeuten

Wann	Wie	Was
1. Evaluationsgespräch nach 10 Einheiten	Elterngespräch, am besten mit beiden Elternteilen gemeinsam	• erste Fortschritte in der Gruppe • Verhalten des Kindes zu Hause • Klärung aufgetretener Probleme/Rückschläge • Besprechung von Förderungsstrategien • Besprechung offener Fragen

Wann	Wie	Was
2. Evaluationsgespräch nach 20 Einheiten	Elterngespräch, am besten mit beiden Elternteilen gemeinsam	• Verlauf der Gruppe • Verhalten des Kindes zu Hause • Klärung aufgetretener Probleme/Rückschläge • Besprechung der umgesetzten Förderungsstrategien aus dem letzten Evaluationsgespräch • Erläuterung weiterer Förderungsstrategien • Besprechung offener Fragen
3. Evaluationsgespräch nach 30 Einheiten	Elterngespräch, am besten mit beiden Elternteilen gemeinsam	• Verlauf der Gruppe • Verhalten des Kindes zu Hause • Klärung aufgetretener Probleme/Rückschläge • Besprechung der umgesetzten Förderungsstrategien aus dem letzten Evaluationsgespräch • Besprechung offener Fragen • Zukunftsausblick/weiteres Vorgehen
je nach Bedarf	Gespräche mit PädagogInnen	• Verhalten des Kindes in der Schule • bemerkbare Veränderungen • unterstützende Maßnahmen seitens des Pädagogen/der Pädagogin sowie förderliche Rahmenbedingungen (z. B. Sitzplatz neben einem ruhigen Nachbarn) • Besprechung offener Fragen

Im Verlauf bzw. bei Abschluss des *ersten Blocks* sollten bereits erste Tendenzen zu Veränderungen erkennbar sein, da das Kind sich an Regeln in der Gruppe anpassen muss und im Kontext der Gruppe erste Verhaltensweisen seinerseits überdenken und reflektieren lernt.

Gegen Ende des *zweiten Blocks* sollten schon deutlich mehr Fortschritte sichtbar werden, unerwünschte Verhaltensweisen durch Einsicht reduziert und ein besseres Miteinander in verschiedenen Bereichen abzusehen sein. Mögliche Fragen der Eltern sollten eine Klärung finden.

Im *dritten Block* wird ein besonderes Augenmerk auf die Festigung der bisher erarbeiteten Inhalte gelegt. Essenzielle Teile werden wiederholt und automatisiert, wobei besonders schwierig scheinenden Inhalten mehr Platz eingeräumt werden kann, sodass diese, über mehrere Einheiten verteilt, vermittelt und geübt werden können.

12. Gruppenleitung

Checklisten

In Anlehnung an die „Marte Meo"-Methode nach Maria Aarts (2009) sowie der „Marte Meo-Methode für Schulen" von Josje Aarts (2007), welche sich mit entwicklungsfördernden Kommunikationsstilen beschäftigen, sollen nachfolgend einige Kompetenzen beschrieben werden, welche maßgeblich zum positiven Leiten einer Gruppe beitragen.

Emotionale Beziehungen/Atmosphäre

- ✧ Blickkontakt herstellen
- ✧ freundliche/ermunternde Gesichtsausdrücke verwenden
- ✧ auf eine freundliche Sprache achten
- ✧ emotionale Ausdrücke spiegeln
- ✧ Bewegungen spiegeln
- ✧ Initiativen des Kindes benennen (z. B.: „Du hast aufgezeigt …")
- ✧ die Gefühle des Kindes benennen (z. B.: „Du bist unruhig, weil ich dich noch nicht drangenommen habe.")
- ✧ sich auf Augenhöhe des Kindes positionieren
- ✧ auf eine gute Körpersprache achten
- ✧ Freude mit dem Kind teilen
- ✧ die Kinder miteinander in Beziehung bringen (z. B.: „Markus hat erzählt, er hatte ein schönes Wochenende. Hattest du auch ein angenehmes Wochenende, Patrick?")
- ✧ Scherze machen
- ✧ einen emotionalen Austausch unter den Kindern wecken (z. B.: „Bist du derselben Meinung wie Marie?")

Positives Leiten/Struktur

- ✧ einen klaren Anfang setzen
- ✧ Beginn durch Eröffnungstöne/Worte erkennbar machen (z. B.: „So, jetzt geht's los.")
- ✧ klare Rahmenbedingungen geben
- ✧ Verlauf vorhersehbar machen
- ✧ eine klare Reihenfolge vorgeben
- ✧ sagen, wie man etwas haben möchte
- ✧ auch kleine positive Initiativen bemerken und bestätigen
- ✧ immer wieder prüfen, wer noch aufmerksam dabei ist
- ✧ eigene Initiativen benennen
- ✧ Aufforderungen ggf. wiederholen
- ✧ von Aktion zu Aktion weiterleiten
- ✧ soziale Informationen besonders hervorheben

- ✧ gute Ergebnisse und gutes Benehmen bestätigen
- ✧ passende Antworten auf Fragen bestätigen
- ✧ negative Reaktionen rechtzeitig erkennen und leitend eingreifen
- ✧ ein klares Ende setzen

Darüber hinaus sollen an dieser Stelle noch einige konkrete Hilfestellungen bzw. Erklärungen bzgl. des Umgangs mit unterschiedlichen unerwünschten Verhaltensweisen erfolgen.

Schüchterne Kinder

Vor allem schüchterne Kinder zeigen am Beginn des Trainings häufig große Unsicherheit in Bezug auf die Gruppe – sie wollen den Therapieraum nicht betreten, verstecken sich vor den anderen Kindern, wenden sich von der Gruppe ab oder aber bestehen auf die Anwesenheit einer bekannten Bezugsperson etc.

Hier ein paar Tipps und Tricks, die helfen können.

Was hilft?

- ✧ ***Zeit geben:*** Sollte das Kind sich strikt weigern, den Therapieraum zu betreten, lassen Sie ihm ein paar Minuten mit den Eltern im Warteraum, um sich zu beruhigen bzw. um die neue Situation verarbeiten zu können. Achten Sie dabei auf eine liebevolle und aufmerksame Behandlung (z. B. Taschentücher reichen, ein Glas Wasser anbieten etc.). Gegebenenfalls können Sie auch die Tür zum Therapieraum einen Spalt offen lassen, damit das Kind die Stimmung miterfährt und, ohne selbst beobachtet zu werden, einen Blick auf das Gruppengeschehen werfen kann.
- ✧ ***Respekt zeigen:*** Respektieren Sie die abwehrende/ängstliche Haltung und melden Sie dies auch dem Kind zurück. (Z. B.: „Ich kann verstehen, dass das jetzt ganz schön viele neue Eindrücke für dich sind und dich das unsicher macht.“)
- ✧ ***Beobachterrolle anbieten:*** Geben Sie dem Kind die Möglichkeit, sich an die Gruppe zu gewöhnen, indem Sie ihm erlauben, sich an den Tisch zu setzen oder aber sich seitlich zu platzieren und zunächst nur zu beobachten, anstatt aktiv an der Gruppe teilzunehmen.
- ✧ ***körperliche Nähe:*** Gehen Sie vorsichtig mit körperlicher Nähe um. Trösten bzw. ermutigen Sie zunächst besser mit Mimik, Gestik und Sprache. Viele Kinder werden durch Berührungen wenig bekannter Personen zusätzlich verschreckt. Wenn das Kind zu Ihnen hingegen bereits ein gutes Vertrauensverhältnis aufgebaut hat, können Sie dem Kind einen Platz auf Ihrem Schoß oder aber auf dem Sessel gleich neben Ihnen anbieten.
- ✧ ***Vertrag schließen:*** Schließen Sie einen Vertrag oder eine Verabredung mit dem Kind – z. B. dass die Mutter die ersten 30 Minuten anwesend bleibt (oft hat sich die erste Scheu nach 30 Minuten bereits gelegt und die Kinder finden Interesse an der Gruppe), dass die

Mutter vor der Gruppentür wartet oder aber das Kind für die Dauer der Stunden einen besonderen Talisman erhält etc.

- ✧ ***eigene Lösungsvorschläge anregen:*** Fragen Sie das Kind selbst, was ihm jetzt helfen könnte. Wenn das Kind keine eigenen Ideen hat, geben Sie Beispiele vor.
- ✧ ***Bezug herstellen:***
  - Beziehen Sie das Kind vorsichtig in die Gruppe ein – vermeiden Sie aber, dass die volle Aufmerksamkeit der Gruppe auf das schüchterne Kind gelenkt wird.
  - Übertragen Sie dem Kind eine Aufgabe (z. B. beim Kennenlernspiel Beobachter zu sein oder aber gemeinsam die Getränke herzurichten).
- ✧ ***Lob***
  - *Indirektes Loben:* Sprechen Sie Lob allgemein aus (z. B. „Ich freue mich, dass schon so viele Kinder mitmachen.“)
  - *Direktes Loben:* Dieses sollte bei sozial schüchternen Kindern zunächst sehr vorsichtig eingesetzt werden, d. h., dass das Kind erst direkt angesprochen und gelobt werden sollte, wenn das positive Verhalten über einen gewissen Zeitraum beibehalten worden ist (z. B., wenn das Kind bereits zehn Minuten das Gruppengeschehen beobachtet). Durch zu frühes direktes Loben besteht die Mögliche das Kind erneut zu verschrecken.
- ✧ ***positive/verständnisvolle Grundhaltung:*** Ermutigen Sie vor allem die Eltern bzw. Bezugspersonen, welche das Kind zur Gruppe bringen, eine liebevolle und verständnisvolle Haltung einzunehmen.

Was hilft nicht?

- ✧ ***Druck***
  - Nehmen Sie sich selbst den Druck, dass das Kind an der Gruppe teilnehmen muss. Das Kind wird Ihren innerlichen „Auftrag“ spüren und sich dadurch noch mehr bedrängt fühlen. Melden Sie auch den Bezugspersonen zurück, dass kein „Muss“ besteht.
  - Drängen bzw. zwingen Sie das Kind nicht in den Gruppenraum bzw. zur Teilnahme.
  - Achten Sie darauf, dass die Bezugspersonen nicht drohend oder drängend auf das Kind einwirken (z. B.: „Wenn du jetzt nicht in die Gruppe gehst, dann ...“)
  - Untersagen Sie Handlungen, bei denen das Kind von Bezugspersonen oder aber anderen TeilnehmerInnen in den Gruppenraum geschoben oder gezerrt wird.
  - Versuchen Sie zu vermeiden, dass die Bezugspersonen das Kind mit diversen Versprechungen zu locken versuchen (z. B.: „Wenn du da jetzt brav mitmachst, fahren wir nachher ins Spielzeuggeschäft.“)
  - Unterbinden Sie, dass sich andere Kinder über das schüchterne Kind lustig machen. Erklären Sie, dass die Teilnahme an der Gruppe nicht allen Kindern gleich leicht fällt. Machen Sie den anderen Kindern klar, dass ein Ziel der Gruppe darin besteht, einander zu helfen und zu unterstützen. Fordern Sie die Gruppe dementsprechend zur Mitarbeit auf.

Alle nachfolgenden Tipps sind als Ergänzung zur Verwendung der „grünen Karten“ anzusehen.

Unruhige Kinder

- ✧ ***unruhiges Herumzappeln***
  - bewusster Sitzpositionswechsel. Wenn die Muskelspannung nachlässt, werden nicht mehr genügend Signale an das Gehirn gesandt, welches diese Informationen jedoch benötigt, um gut zu funktionieren. Es kommt zu einer vermehrten Zappeligkeit. Durch eine Veränderung der Sitzposition (z. B. sich auf einen Fuß setzen, Schneidersitz, Sessel umdrehen und in der Grätsche sitzen etc.) werden die Rezeptoren im Gleichgewichts- sowie im Bewegungssinn erneut angeregt, dies reduziert die motorische Unruhe und unterstützt ein gutes Aufmerksamkeitsniveau.
  - Bewegungspause
  - Überkreuzübungen (z. B. linke Hand → rechts Knie etc.)
- ✧ ***unruhige Hände***
  - Kinder auffordern, Hände hinter dem Sessel zu verschränken oder flach auf den Tisch zu legen
  - Antistressball, Fingerspielzeug anbieten
  - rechte/linke Hand flach aneinander legen und Druck aufbauen
- ✧ ***zu hoher Geräuschpegel in der Gruppe:*** Oft versuchen die einzelnen TeilnehmerInnen sich gegenseitig zu übertönen, um sich „Gehör zu verschaffen“. Folgt man diesem als Therapeut, führt dies meist nur zu einer weiteren allgemeinen Erhöhung des Lärmpegels.
  - Grundregel: Je lauter die Gruppe, desto leiser der Therapeut! Paradoxerweise sichert man sich so meist die Aufmerksamkeit einiger weniger TeilnehmerInnen, welche dann das Reden einstellen bzw. leiser sprechen, was sich wiederum auf die restliche Gruppe überträgt.
  - Unterbrechen Sie Ihren Vortrag, setzen Sie sich ruhig hin und beobachten Sie die TeilnehmerInnen. Durch dieses Verhalten gelingt es meist ebenfalls die Aufmerksamkeit der Gruppe wieder auf sich zu ziehen.
  - Machen Sie etwas Unerwartetes, z. B. drehen Sie das Licht ab, fangen Sie grundlos an zu lachen oder zu weinen etc. Unerwartete Handlungen sind eine lustige Alternative, die Aufmerksamkeit der TeilnehmerInnen wieder auf sich zu fokussieren.

Therapeutischer Rahmen

Teamziel

Um ein Konkurrenzverhalten unter den TeilnehmerInnen zu verhindern, wurde das klassische Verstärkersystem, welches sich auf das Verhalten jedes einzelnen bezieht, abgewandelt. Den Kindern soll seitens des Therapeuten vermittelt werden, dass sie nur in der Gruppe gewinnen können, und sie sollen darin bestärkt werden, schwächere Gruppenmitglieder zu unterstützen.

Zu Beginn des Trainings wird den Gruppenmitgliedern das *Teamziel* erläutert. Dafür werden jede Stunde folgende Indikatoren bewertet:

✧ respektvolles Miteinander
✧ den anderen zuhören
✧ Blickkontakt
✧ sich gegenseitig unterstützen

Am Ende der jeweiligen Einheit bewerten die TeilnehmerInnen *gemeinsam ihr Verhalten als Gruppe* bezüglich jedes einzelnen Punktes. Bei unterschiedlichen Meinungen gilt das Mehrheitsprinzip. Die Wertung wird am Flipchart festgehalten.

☺ Gut gemacht!
Regel wurde großteils befolgt.
😐 Ging so!
Regel wurde des Öfteren gebrochen.
☹ Das war nix!
Regel wurde häufig verletzt.

Danach nimmt auch der Therapeut seine Bewertung vor. Es müssen mindestens zwei Indikatoren auf beiden Seiten (Gruppe/Therapeut) positiv bewertet sein, um das Teamziel für die Einheit zu erreichen – die Gruppe erhält dafür einen Punkt (→ Vermerk in Arbeitsunterlage Punkteplan). Diese Punkte können am Ende des jeweiligen Trainingsblocks (10. Einheit) in eine gemeinsame Belohnung eingetauscht werden.
Die Auswahl der Belohnung kann auf zweierlei Arten erfolgen:

<table>
<tr><td colspan="2">„Überraschung“</td></tr>
<tr><td colspan="2">Der Therapeut bestimmt die Anzahl der dafür benötigten Punkte sowie die Belohnung im Geheimen selbst.</td></tr>
<tr><td>Vorteile</td><td>Nachteile</td></tr>
<tr><td>• Der Therapeut kann die benötigte Punkteanzahl (ohne das Wissen der TeilnehmerInnen) an deren Können anpassen.
• Die Spannung wird erhöht, da die Gruppenmitglieder nicht wissen, wie viele Punkte sie erreichen müssen.
• Die Gruppenmitglieder sind neugierig auf die Überraschung.</td><td>• Da die benötigte Punktanzahl nicht klar ist, haben die Kinder kein genaues Ziel vor Augen und verlieren vielleicht die Motivation.
• Die Belohnung muss gut gewählt sein:
– motivierend genug für einen weiteren Block
– steigerungsfähig, wenn im nächsten Block mehr Punkte erzielt werden</td></tr>
<tr><td colspan="2">„Das Ziel“</td></tr>
<tr><td colspan="2">Der Therapeut und die TeilnehmerInnen bestimmen zu Beginn des Trainings, welche Belohnung für welche Punkteanzahl vereinbart wird.</td></tr>
<tr><td>Vorteile</td><td>Nachteile</td></tr>
<tr><td>• Die Gruppenmitglieder haben ein klares Ziel und sind dadurch motiviert.
• Die Kinder können die Belohnung selbst bestimmen, was ebenfalls zu einer hohen Motivation beiträgt.</td><td>• Zu Beginn des Trainings ist häufig schwer absehbar, wie viele Punkte die Kinder realistisch erreichen können.
• Sobald es für die Gruppe absehbar ist, dass sie das Ziel nicht erreichen, verlieren die TeilnehmerInnen möglicherweise die Motivation. Hier können gemeinsame Zusatzaufgaben, mit denen die Kinder Extrapunkte gewinnen können, helfen.</td></tr>
</table>

Der Kreativität und den Vorlieben des Therapeuten sowie den Gegebenheiten vor Ort soll an dieser Stelle nicht vorgegriffen werden, sondern die Möglichkeiten nur anhand einiger Vorschläge anschaulich gemacht werden.

Kleinere Belohnungen

- ✧ gemeinsames kurzes Spiel (aus dem Training bekannt oder neues)
- ✧ gemeinsames Tanzen und Bewegen zu Musik
- ✧ Geschichte zum Mitmachen (auf Signalwort bestimmtes Geräusch oder Bewegung machen)
- ✧ etc.

Größere Belohnungen

- ✧ zwei kurze gemeinsame Spiele (siehe oben)
- ✧ kurzer Ausflug in die Natur

- ✧ Schnitzeljagd zum Thema „soziale Kompetenz“ im Zimmer oder im Freien
- ✧ letzte Stunde in der Natur verbringen (Decken und Arbeitsmaterial mitnehmen!)
- ✧ etc.

„Grüne Karten“

Aus verhaltenstherapeutischer Sicht hilft es dem Kind am meisten, wenn negatives oder unerwünschtes Verhalten ignoriert bzw. nur kurz angesprochen wird, niemals jedoch in eine lange und ausgedehnte Diskussion mündet. Die „grünen Karten“ sollen helfen, derartige falsche Verhaltensweisen zu verhindern, und zum Zielverhalten führen, haben jedoch keinen direkten Einfluss auf die Berwertung des Teamziels am Ende jeder Einheit (siehe Seite 48). Dafür werden die Karten und deren Bedeutung in der ersten Stunde des Trainings mit den Kindern besprochen. Durch die Symbole auf den Karten kann den TeilnehmerInnen das erwünschte Verhalten ohne langwierige Erklärungen verdeutlicht werden. Als zusätzliche visuelle Unterstützung empfiehlt es sich, die Karten (siehe Anhang) auf grünes Papier zu drucken.

Bei Fehlverhalten wird dem Kind oder der ganzen Gruppe die dazu *passende grüne Karte* mit dem dazu passenden Zielverhalten gezeigt. Hier ist darauf zu achten, dass das Kind dies auch wirklich registriert, daher empfiehlt es sich bei Bedarf auch den *Namen des Kindes zu nennen* und unbedingt *Blickkontakt herzustellen*.

Wir wünschen Ihnen viel Freude und gutes Gelingen!

13. Arbeitsmanual

Erster Block
Stunden 1 bis 10

Erste Stunde: „Start up – Einführung, Kennenlernen, Organisation“

Stundenaufbau

1. **Begrüßung**
   Begrüßung und Vorstellen durch den Therapeuten

2. **Vorstellungsrunde**
   Kennenlernspiele (Anhang 5, Zusatzmaterial, Kennenlernspiele)

3. **Einführung in die Zielsetzung**
   Fragen
   ✧ Warum sind wir zusammengekommen?
   ✧ Wer weiß was ein „Ziel“ ist?

   Anmerkung
   – Aussagen der Kinder auf einem Flipchart sammeln
   – Herausarbeiten von Punkten wie: Weg, Anstrengung, Unterstützung, Zusammenhalt, gemeinsam …

   Weitere Fragen
   ✧ Wer hat sich schon Gedanken über sein persönliches Ziel für die Gruppe gemacht?
   ✧ Wieso hast du dieses Ziel gewählt?
   ✧ Wo tust du dir noch schwer?
   ✧ Warum möchtest du hier etwas verändern?
   ✧ Wie könnte dich die Gruppe dabei unterstützen?

4. **Vermittlung der Gruppenregeln**
   Fragen
   ✧ Was sind „Regeln“?
   ✧ Warum sind Regeln nützlich?
   ✧ Welche Regeln könnten uns in der Gruppe helfen, damit wir gut zusammenarbeiten können?

Anmerkung
- Aussagen der Kinder auf einem Flipchart sammeln
- Beispiele sammeln, anhand derer die Notwendigkeit von „Regeln" erläutert werden kann: Straßenverkehr, Fußballspiel, Durcheinander, Gefahr, Angst … wenn jeder machen kann, was er will
- Herausarbeiten von Punkten wie: gutes Miteinander, Regeln für alle gleich, Orientierung, Sicherheit …

5. Austeilung der Mappen

Inhalt

1.1. Arbeitsunterlage_Deckblatt
1.2. Arbeitsunterlage_Termine
1.3. Arbeitsunterlage_Gruppenregeln
1.4. Arbeitsunterlage_Vertrag

6. Erläuterung der Punktevergabe

✧ Teamziel

7. Vermittlung der zeitlichen Struktur

Anmerkung
- Betonung der Wichtigkeit der regelmäßigen und pünktlichen Teilnahme
- „Notfallkarten" (= Karte mit den Kontaktdaten des Therapeuten); Termine sollen (soweit möglich) von den Kindern selbstständig abgesagt werden (→ Eigenverantwortung)

8. Ausfüllen der Verträge

Anmerkung
- gemeinsam besprechen, was ein Vertrag ist (= Versprechen)
- Bedeutsamkeit des Vertrages hervorheben (d. h., den Vertrag für die Kinder besonders spannend und wichtig machen)
- Vertragsbedingungen gemeinsam laut durchlesen
- bei Zustimmung unterschreiben Kind und Therapeut den Vertrag (dabei nochmals darauf hinweisen, dass der Vertrag durch die Unterzeichnung gültig wird)

9. Einführung „Spezialaufträge/Teamaufträge"

Anmerkung
- Wichtigkeit/Relevanz hervorheben (siehe auch Vertragsbedingungen)
- Besprechung (immer am Beginn der nächsten Stunde)
- sollte der Spezialauftrag/Teamauftrag einmal vergessen werden, kann dieser in der nächsten Stunde nachgereicht werden

10. Teamauftrag

Teamauftrag **„Zielformulierung"**	*Beschreibung* • Persönliches Ziel • Teilziele *Beispiel* Persönliches Ziel • Ich möchte besser mit meinen Eltern auskommen. Teilziele • in Konfliktsituationen ruhig bleiben • mich in meine Eltern hineinversetzen, d. h., versuchen zu verstehen, wie sie sich fühlen, was sie denken, wenn wir miteinander streiten • zugeben, wenn ich einen Fehler gemacht habe
Ziel • Auseinandersetzen mit den Veränderungswünschen • überlegen, welche Teilschritte dafür notwendig sind	*Material* • 1.5. Arbeitsunterlage_Zielekatalog • 1.6. Arbeitsblatt_Zielsetzung

11. Bewertung Teamziel

12. Verabschiedung

Zweite Stunde: „Kommunikation“

1. Begrüßung

2. Erläuterung der Blitzlichtrunde

3. Blitzlichtrunde

Therapeut beginnt (siehe Seite 23)

4. Nochmaliges Hervorheben der Wichtigkeit und des Nutzens der Spezial-/Teamaufträge

5. Besprechung des Teamauftrages

(1.6. Arbeitsblatt_Zielsetzung) – dieses kopieren und retournieren oder aber einsammeln und zu Beginn der dritten Einheit retournieren

Fragen

- ✧ Was hast du dir als Ziel gesetzt?
- ✧ Warum hast du dir dieses Ziel ausgesucht?

6. Thema „Kommunikation“

Fragen

- ✧ Was heißt „Kommunikation“?
- ✧ Wie kann man miteinander kommunizieren?
- ✧ Wofür brauchen wir die Kommunikation?
- ✧ Was ist wichtig, wenn wir miteinander reden?
- ✧ Warum ist es wichtig darauf zu achten, wie wir miteinander reden?
- ✧ Wo glaubt ihr, gibt es die meisten Probleme?

Anmerkung

- Aussagen der Kinder auf einem Flipchart sammeln
- Herausarbeiten von Punkten wie: Körpersprache, Mimik/Gesichtsausdruck, Gestik/mit den Händen reden, Tonfall

7. Übungen

Übung **„Kommunikationsarten“**	*Alter* ab sechs Jahren
Dauer ca. 15 Min. und länger, je nach Anzahl der Kinder	*Material* Blatt Papier/Mappe (zum Abdecken des Gesichts)
Ziele • verschiedenste Kommunikationsmöglichkeiten bewusst kennenlernen • Unterschiede und Feinheiten beim Thema Kommunikation erleben und ausprobieren	*Anleitung* Therapeut spielt verschiedenste Kommunikationsarten vor: Sprache • in verschiedenen Lautstärken sprechen • mit verschiedenen Tonfällen sprechen (freundlich, aggressiv, schüchtern etc.) • undeutlich sprechen Körpersprache • mittels Körpersprache verschiedene Emotionen ausdrücken (Verdecken des Gesichts, sodass sich die Kinder nur auf die Körpersprache konzentrieren) • zu weiter oder zu geringer Abstand beim Sprechen • bekannte Gesten vorzeigen und die Kinder raten lassen, was gemeint ist (z. B., jemanden zu sich locken) Gesichtsausdruck • kein Blickkontakt beim Sprechen • sprechen mit unterschiedlichen Gesichtsausdrücken
Besonderer Hinweis • Denselben Satz zu verwenden (z. B.: „Heute ist ein schöner Tag!“), hilft inhaltlich neutral zu bleiben und sich nur auf die Form des Ausdrucks zu fokussieren.	*Variation* • Das Spiel kann beliebig ergänzt, abgewandelt oder verkürzt werden. • Der Therapeut bestimmt jeweils, welches Kind als Nächstes an die Reihe kommt.

Fragen

✧ Wie hat euch das Spiel gefallen?
✧ Was ist euch besonders leicht-/schwergefallen?
✧ Woran habt ihr erkannt, um welches Gefühl es sich handelt/was falsch war?
✧ Was hat sich angenehm/unangenehm angefühlt?

8. Spiele

Spiel **„Wir alle“**	*Alter* ab sechs Jahren
Dauer ca. zehn Min. oder länger, je nach Anzahl der Aufgaben	*Material* –
Ziele • Kommunikation der Kinder untereinander fördern • Kompromissfähigkeit stärken • Erkennen der wichtigsten Grundlagen für eine erfolgreiche Kommunikation (z. B. laut/deutlich, Blickkontakt etc.)	*Anleitung* Die Kinder erhalten eine gemeinsame Aufgabe, z. B.: „Nennt mir ... • eine Eissorte, die ihr alle gerne esst • ein Tier, das ihr alle mögt • eine Farbe, die ihr alle gern habt • etc.“ Anschließend dürfen sich die Kinder beraten und dem Therapeuten dann das gemeinsame Ergebnis mitteilen.
Besonderer Hinweis • darauf hinweisen, dass es sich nicht um die „Lieblingssorte“ etc. handeln muss, sondern darum eine Entscheidung zu treffen mit der alle einverstanden sind.	*Variation* –

Fragen

✧ Wie hat euch das Spiel gefallen?

✧ Wie habt ihr herausgefunden, was die anderen mögen?

✧ Wie ist es euch gegangen, wenn die anderen etwas anderes wollten als ihr?

✧ Seid ihr immer bei eurer Meinung geblieben? Und wenn nein, warum nicht?

Spiel **„Dem König dienen“**	*Alter* ab sechs Jahren
Dauer ca. zehn Min. oder länger, je nach Anzahl der Aufgaben	*Material* • ein Sessel
Ziele • Fokussieren der Aufmerksamkeit • Feinheiten in der Kommunikation erkennen • Strategien, mit Unklarheiten umzugehen	*Anleitung* König • ein Kind wird zum König bestimmt und nimmt auf einem Stuhl Platz • der König überlegt sich eine einfache Aufgabe und versucht diese seinen Dienern mittels Kauderwelsch und Körpersprache mitzuteilen Diener • die anderen Kinder sind die Diener und sollen versuchen herauszufinden, was der König von ihnen will, und die Aufgabe erfüllen anschließend wird gewechselt

Fragen
✧ Wie hat euch das Spiel gefallen?
✧ Wie habt ihr herausgefunden, was der König von euch will? Worauf habt ihr geachtet?
✧ Wie habt ihr euch selbst als König mitgeteilt?

9. Besprechung der Kommunikationsregeln

Anmerkung
- Kommunikationsregeln soweit möglich aus dem Spiel/den vorherigen Spielen ableiten
- Kommunikationsregeln anschließend gemeinsam durchlesen

Dazu 2.1. Arbeitsunterlage_Kommunikationsregeln austeilen.

2.1. Arbeitsunterlage_Kommunikationsregeln
- Ich spreche laut, aber schreie nicht.
- Ich spreche deutlich.
- Ich spreche langsam.
- Ich lasse den anderen aussprechen.
- Ich höre gut zu.
- Ich halte Blickkontakt.

10. Spezialauftrag

Spezialauftrag **„Vertrauen gewinnen“**	*Beschreibung* „Wann vertraut man jemand anderem? Kreise die richtigen Sätze ein.“
Ziel Erkennen • was beim Vertrauensaufbau wichtig ist • welche Handlungen vermieden werden sollten	*Material* 2.2. Arbeitsblatt_Vertrauen gewinnen
Besonderer Hinweis –	*Variation* • Zusätzlich zum Arbeitsblatt können jüngeren Kindern auch noch „Luftballonbabys“ (= Luftballone mit Gesicht) mit nach Hause gegeben werden. Die Kinder sollen eine Woche lang die Verantwortung für ein „Luftballonbaby“ übernehmen und dieses zur nächsten Gruppenstunde wieder mitbringen.

11. Bewertung Teamziel

12. Verabschiedung

Dritte Stunde: „Vertrauen“

1. **Begrüßung**

2. **Blitzlichtrunde**
   Therapeut beginnt

3. **Retounierung** 1.6. Arbeitsblatt_Zielsetzung, falls nicht schon in der zweiten Stunde retourniert

4. **Besprechung des Spezialauftrages** (2.2. Arbeitsblatt_Vertrauen gewinnen)
   Fragen
   - ✧ Welche Aussagen waren richtig?
   - ✧ Warum findet ihr das wichtig?

   Richtige Aussagen waren
   - ✧ er/sie hört zu
   - ✧ man kann mit seinen Problemen immer kommen
   - ✧ man fühlt sich sicher
   - ✧ er/sie ist immer für einen da
   - ✧ er/sie behält Geheimnisse für sich

   Besprechung bzgl. der „Luftballonbabys“
   Fragen
   - ✧ Wer hat gut auf sein „Luftballonbaby“ aufgepasst? Wer hat es wieder zum Training mitgenommen?
   - ✧ Wie war es, sich eine Woche lang um ein „Luftballonbaby“ zu kümmern? Wie war es, hierfür die Verantwortung zu übernehmen?

5. Übungen

Übung **„Deckenziehen"**	*Alter* ab sechs Jahren
Dauer je nach Anzahl der Kinder	*Material* • eine reißfeste, wenig elastische Decke (am besten aus Baumwolle)
Ziele • Vertrauensaufbau zwischen den einzelnen Gruppenmitgliedern • Stärkung des Gemeinschaftsgefühls	*Anleitung* • ein Kind nimmt in der Mitte der Decke Platz, die anderen Kinder ergreifen die Decke am Rand • indem die Kinder nun fest an den Seiten der Decke ziehen, hebt das Kind vom Untergrund ab • dem Zug anschließend wieder etwas nachgeben • diesen Ablauf mehrmals wiederholen
Besonderer Hinweis • mindestens vier Kinder • darauf hinweisen, Spannung nur langsam zu reduzieren (sonst → Verletzungsgefahr für Kind in der Mitte)	*Variation* –

Übung **„Sich führen lassen"**	*Alter* ab sechs Jahren
Dauer ca. 15 Min. und länger, nach Anzahl der Kinder	*Material* hier kann alles eingesetzt werden, was sich im Gruppenraum befindet (Tische, Sessel, Matten, Bänke, Seile etc.)
Ziele • Vertrauensaufbau zwischen den Gruppenmitgliedern • Erkennen der eigenen und fremden Bedürfnisse	*Anleitung* • Zweiergruppen einteilen, um den Kindern die Möglichkeit zu bieten, auch mit bisher weniger bekannten Gruppenmitgliedern Kontakt aufzunehmen • ein Kind gestaltet einen Parcour, durch den es das andere Kind, welches die Augen geschlossen hat, nur mittels Führen (= Handauflegen am Rücken bzw. an den Schultern) durchleiten soll • danach wird gewechselt

Besonderer Hinweis • möglichen Parcouraufbau selbst als Therapeut vorzeigen • Unterstützung der Kinder bei der eigenen Parcourgestaltung (häufig zu umfangreich, zu kompliziert, erhöhte Verletzungsgefahr etc.) • eine Zeitvorgabe unterstützt die Organisation (z. B. drei Minuten für Parcourplanung, zwei Minunten für Durchführung)	*Variation* • das erste Kind führt eine ganze Menschenkette an (auch ohne Parcour möglich)

Übung **„Sich fallen lassen“**	*Alter* ab sechs Jahren
Dauer je nach Anzahl der Kinder	*Material* –
Ziele • Vertrauensaufbau zwischen den einzelnen Gruppenmitgliedern • erkennen, wie leicht bzw. schwer man jemandem vertraut bzw. was die Voraussetzungen dafür sein müssen	*Anleitung* • die Kinder stehen im Kreis • ein Kind wird aufgefordert, sich in die Mitte des Kreises zu stellen, die Augen zu schließen, sich ganz steif zu machen und sich so in eine Richtung fallen zu lassen • die anderen Gruppenmitglieder sind nun dazu angehalten, das Kind mit ihren Händen „aufzufangen“ bzw. zu stützen und es vorsichtig und langsam in eine andere Richtung zu schieben
Besonderer Hinweis • derartige Übungen sind für die meisten unbekannt, daher wichtig genau anzuleiten (sonst → Verletzungsgefahr) • Übung setzt ein gewisses Maß an Vertrauen und Reife der TeilnehmerInnen voraus • Regel: Hände müssen immer in den Kreis zeigen, um rechtzeitig auffangen zu können • des Weiteren: hüftbreiter Stand erhöht Standfestigkeit • ruckartige oder zu schnelle Bewegungen unterbinden, da stark verunsichernd bzw. wenn diese vorkommen, anschließend reflektieren • während der Übung nicht sprechen	*Variation* –

6. **Reflexion**

Fragen

- ✧ Wie ist es euch dabei gegangen?
- ✧ Wie hat sich das angefühlt (sicher/unsicher/beängstigend)?
- ✧ Wie haben die anderen Kinder ihre Aufgabe gemeistert?
- ✧ Was hätten sie anders machen können/sollen?

7. **Besprechung des Themas „Vertrauen verlieren/zurückgewinnen“**

Fragen

- ✧ Wurdet ihr schon einmal enttäuscht?
- ✧ Habt ihr jemand anderen schon einmal enttäuscht?
- ✧ Wie seid ihr damit umgegangen?

Anmerkung

- Viele Kinder neigen in diesem Punkt zu sozial erwünschten Antworten, daher darauf hinweisen, dass wahrscheinlich jeder einen anderen schon einmal in irgendeiner Art und Weise enttäuscht hat.

8. **Spezialauftrag**

Spezialauftrag **„Vertrauen zurückgewinnen“**	*Beschreibung* „Was kann man alles tun? Kreise die richtigen Sätze mit einem Stift ein.“
Ziele Den Kindern soll durch die Übung verdeutlicht werden, • dass man das Vertrauen einer anderen Person wieder zurückgewinnen kann • wie man das Vertrauen wieder aufbauen kann • welche Handlungen vermieden werden sollten	*Material* 3.1. Arbeitsblatt_Vertrauen zurückgewinnen

9. **Bewertung Teamziel**

10. **Verabschiedung**

Vierte Stunde: „Gefühle“

1. **Begrüßung**

2. **Blitzlichtrunde**
   Therapeut beginnt

3. **Besprechung des Spezialauftrages** (3.1. Arbeitsblatt _Vertrauen zurückgewinnen)

4. **Austeilung der Arbeitsunterlage**
   4.1. Arbeitsunterlage_Zusammenfassung Vertrauen

5. **Thema „Gefühle“**
   Frage
   ✧ Welche Gefühle kennt ihr?

6. **Austeilung des Arbeitsblattes**
   4.2. Arbeitsblatt_Gefühlsliste

Gefühlsliste (positiv/negativ/neutral) gemeinsam durchlesen, auf Verständnis prüfen und mit Buntstiften kennzeichnen

positive Gefühle → grün kennzeichnen
neutrale Gefühle → blau kennzeichnen
negative Gefühle → rot kennzeichnen

und anschließend besprechen.

Fragen
✧ Wann ging es dir schon einmal so?
✧ Aus welchem Grund hast du dich so gefühlt?
✧ Wie hat sich das angefühlt?
✧ Hast du den anderen sagen/zeigen können, wie es dir geht?
✧ Haben die anderen schon vorher erkannt, wie es dir geht?

7. Spiel

Übung **„Gefühlspantomime"**	*Alter* ab ca. sechs Jahren
Dauer je nach Anzahl der Kinder	*Material* –
Ziele • anhand von Gesichtsausdruck und Körpersprache erkennen können, wie sich ein anderer Mensch fühlt	*Anleitung* • ein Kind stellt ein Gefühl pantomimisch dar • die anderen sollen das Gefühl erraten • das Kind, das als Erstes die richtige Antwort genannt hat, ist als Nächstes an der Reihe
Besonderer Hinweis • um den Kindern zu ermöglichen, auch einmal in eine andere Rolle zu schlüpfen, die darzustellenden Gefühle ins Gegenteil verkehren (d. h., schüchterne Kinder Gefühle wie „aggressiv", „stolz" oder „selbstbewusst" darstellen lassen und umgekehrt)	*Variation* • das Kind wählt das Gefühl selbst aus • der Therapeut flüstert dem Kind ein Gefühl zu • der Therapeut bestimmt, wer als Nächstes an der Reihe ist

8. Spezialauftrag

Spezialauftrag **„Gefühlsdetektiv"**	*Beschreibung* „Beobachte die Leute in deiner Umgebung und finde heraus … • wann jemand glücklich/wütend/traurig ist. • Woran du das bei dieser Person erkannt hast (daran, was diese Person gesagt hat, daran, wie sie es gesagt hat, an der Körpersprache, am Gesichtsausdruck, daran, was sie gemacht hat, etc.)?"
Ziel • anhand von Körpersprache, Mimik, Gestik, Wortlaut, Tonfall etc. erkennen, wie sich eine andere Person fühlt	*Material* 4.3. Arbeitsblatt_Gefühlsdetektiv

9. Bewertung Teamziel

10. Verabschiedung

Fünfte Stunde: „Gefühle wahrnehmen“

1. **Begrüßung**

2. **Blitzlichtrunde**
   Therapeut beginnt

3. **Besprechung des Spezialauftrags** (4.3. Arbeitsblatt_Gefühlsdetektiv)
   Fragen
   ✧ Kannst du uns die Situation beschreiben?
   ✧ Wie hat sich die andere Person gefühlt?
   ✧ Woran hast du bemerkt, wie sich die andere Person fühlt?

4. **Übung**

Übung **„Ansichtskarten beschreiben“**	*Alter* ab ca. sechs Jahren
Dauer ca. 20 Minuten und länger, je nach Anzahl der Kinder	*Material* diverse Postkarten oder Bilder (mit keinem bis wenig Text), am besten foliert, da die Karten sonst schnell kaputt und abgegriffen sind
Ziele • Erkennen von Schwierigkeiten in der Kommunikation sowie im zwischenmenschlichen Verständnis	*Anleitung* • Kinder in Zweiergruppen einteilen • Rücken an Rücken setzen • ein Kind erhält eine Karte und soll diese nun dem Partner nur mittels Worten beschreiben • der Partner soll durch die Beschreibung eine Vorstellung entwickeln, was auf der Karte zu sehen ist • anschließend werden die Rollen getauscht und eine neue Karte beschrieben
Besonderer Hinweis • Übung selbst kurz vorzeigen • Partner darf die beschriebene Karte bis zur Auflösung nicht sehen • lustige Bilder erhöhen die Motivation	*Variation* • Kind zeichnet anschließend ein Bild, wie es sich die Karte vorstellt (unterstützt die anschließende Reflexion)

5. Reflexion

Fragen

- ✧ Was ist dir/euch bei der Übung aufgefallen?
- ✧ Habt ihr euch die Karte genauso vorgestellt? (Der Reihe nach mit jedem Kind durchgehen, dabei die Karte zeigen.)

Anmerkung

- Herausarbeiten von Aussagen wie: schwierig zu beschreiben, was man sieht, schwierig sich vorzustellen, was der andere beschreibt, eine ganz andere Vorstellung von dem Beschriebenen haben etc.

6. Überleitung zu den eigenen Gefühlen

- ✧ schwierig, ein Bild zu beschreiben
- ✧ schwierig, genau zu verstehen und sich vorzustellen, was der andere meint
- ✧ noch schwieriger, seine Gefühle mitzuteilen
- ✧ Voraussetzung für das Mitteilen von Gefühlen, dass man sie selbst überhaupt einmal wahrnimmt
- ✧ oft ein Gefühl im Vordergrund und dahinterstehendes Gefühl gar nicht so leicht erkennbar (Beispiel: Mama schreit euch wegen einer Kleinigkeit an und wirkt wütend, obwohl sie eigentlich müde und gestresst ist.)

Fragen

- ✧ Wie geht es euch damit, einem anderen zu sagen, wie es euch geht?
- ✧ Gibt es Menschen, bei denen es euch leichter fällt?
- ✧ Habt ihr auch schon einmal etwas Ähnliches erlebt? (Siehe Beispiel oben.)

7. Teamauftrag

<table>
<tr><td>Teamauftrag
„Meine Gefühle“</td><td>Beschreibung
„Ich möchte lernen, meine eigenen Gefühle richtig zu spüren.“

Situation 1:
Ich ärgere mich oder bin wütend.
• Wo?
• Wer war dabei?
• Worum ging es?

Situation 2:
Ich bin traurig oder enttäuscht.

Situation 3:
Ich bin einsam oder fühle mich abgelehnt.

Situation 4:
Ich bin glücklich oder dankbar.</td></tr>
<tr><td>Ziel
• Wahrnehmen der eigenen Gefühle</td><td>Material
5.1. Arbeitsblatt_Meine Gefühle</td></tr>
</table>

8. Bewertung Teamziel

9. Verabschiedung

Sechste Stunde: „Gefühle nonverbal ausdrücken 1“

1. **Begrüßung**

2. **Blitzlichtrunde**
   Therapeut beginnt

3. **Besprechung des Teamauftrags** (5.1. Arbeitsblatt_Meine Gefühle)
   Anmerkung
   - Fragen des Teamauftrags durchgehen
   - hier empfiehlt es sich aus Zeitgründen, von jedem Kind nur ein oder zwei Gefühle und Situationen zu besprechen

   Fragen
   ✧ War das ein gutes/schlechtes/neutrales Gefühl?
   ✧ Wie hat sich das angefühlt?
   ✧ Wie bist du damit umgegangen?

4. **Verbale und nonverbale Möglichkeiten, die eigenen Gefühle auszudrücken**
   Frage
   ✧ Könnt ihr euch noch an die Möglichkeiten erinnern, wie ich einem anderen Menschen sagen/zeigen/mitteilen kann, wie es mir geht?

verbal	z. B. Tonfall/Stimmlage, Lautstärke etc.
Gesichtsausdruck	z. B. Blickkontakt, zusammengekniffene Augen (wütend), freundlich schauen etc.
Körperhaltung	z. B. hängende Schultern, Blick zu Boden (schüchtern)
Gesten	z. B. ausgestreckte Hand (abweisend)
Handlungen setzen	z. B. gegen einen Stuhl treten (wütend)

5. Spiel

Spiel **„Gesichtsausdrücke erkennen“**	*Alter* ab sechs Jahren
Dauer ca. zehn Min.	*Material* Fotos zu den Gefühlen • fröhlich • wütend • angeekelt • traurig • stolz • langweilig • ängstlich • schüchtern • einsam Anhang 5, Zusatzmaterial, Gesichtsausdrücke
Ziele • Erkennen von Gesichtsausdrücken anhand der Mimik	*Anleitung* Die Kinder sollen erraten, wie sich die Person auf dem Foto fühlt, und ihre Vermutung begründen.
Besonderer Hinweis • einzelne Merkmale des Gesichtsausdruckes in Bezug auf die Gefühle genau besprechen (z. B. Zornfalten auf der Stirn) • durch die Übung zu Situationen, in denen sich die Kinder schon einmal so gefühlt haben, überleiten	*Variation* • Karten im Raum verteilen, Kinder laufen umher, der Therapeut sagt: „Ich sehe etwas, das du nicht siehst, und das ist ärgerlich etc.“ • einzelne Gefühle in Rollenspielen nachspielen

6. Thema „Mitgefühl“

Fragen

✧ Was bedeutet Mitgefühl?

✧ Wann und mit wem habt ihr schon einmal Mitgefühl erlebt? Z. B. ein toter Vogel, Haustier, habe jemanden gehauen, danach Mitgefühl gespürt, jemand oder etwas hat mir leid getan.

✧ Warum brauchen wir das?

7. Teamauftrag

Teamauftrag **„Mitgefühl“**	*Beschreibung* „Ich möchte lernen, die Gefühle anderer richtig wahrzunehmen.“ *Situation 1:* Jemand ärgert sich oder ist wütend. • Wo? • Wer war dabei? • Worum ging es? • Was hat sich die andere Person in dieser Situation gedacht? *Situation 2:* Jemand ist traurig oder enttäuscht. *Situation 3:* Jemand fühlt sich einsam oder abgelehnt *Situation 4:* Jemand ist glücklich oder dankbar.
Ziel • Wahrnehmen und Benennen der Gefühle anderer • Stärkung der Empathie	*Material* 6.1. Arbeitsblatt_Mitgefühl

8. Bewertung Teamziel

9. Verabschiedung

Siebte Stunde: „Gefühle nonverbal ausdrücken 2“

1. **Begrüßung**

2. **Blitzlichtrunde**
   Therapeut beginnt

3. **Besprechung des Teamauftrags** (6.1. Arbeitsblatt_Mitgefühl)
   Anmerkung
   – Fragen des Teamauftrags durchgehen
   – hier empfiehlt es sich aus Zeitgründen, von jedem Kind nur ein oder zwei Gefühle und Situationen zu besprechen

   Fragen
   ✧ War das ein gutes/schlechtes/neutrales Gefühl?
   ✧ Wie hat sich das angefühlt?
   ✧ Wie bist du damit umgegangen?

4. **Spiel** (bereits aus der vierten Stunde bekannt)

Übung **„Gefühlspantomime“**	*Alter* ab ca. sechs Jahren
Dauer je nach Anzahl der Kinder	*Material* –
Ziele • anhand von Gesichtsausdruck und Körpersprache erkennen können, wie sich ein anderer Mensch fühlt	*Anleitung* • ein Kind stellt ein Gefühl pantomimisch dar • die anderen sollen das Gefühl erraten • das Kind, das als Erstes die richtige Antwort genannt hat, ist als Nächstes an der Reihe
Besonderer Hinweis • um den Kindern zu ermöglichen, auch einmal in eine andere Rolle zu schlüpfen, die darzustellenden Gefühle ins Gegenteil verkehren (d. h., schüchterne Kinder Gefühle wie „aggressiv“, „stolz“ oder „selbstbewusst“ darstellen lassen und umgekehrt)	*Variation* • das Kind wählt das Gefühl selbst aus • der Therapeut flüstert dem Kind ein Gefühl zu • der Therapeut bestimmt, wer als Nächstes an der Reihe ist • mehr auf Körpersprache achten (z. B. Gesicht verhüllen) oder auf den Tonfall (dazu umdrehen, sodass die TeilnehmerInnen nur die Stimme hören)

Fragen

✧ Wie hat euch das Spiel gefallen?
✧ Welche Gefühle waren einfach? Welche schwierig?
✧ Wann habt ihr euch schon einmal so gefühlt?
✧ Wie seid ihr damit umgegangen?

5. Spezialauftrag

Spezialauftrag **„Gefühle, die ich mag/nicht mag"**	*Beschreibung* „Kreise Gefühle, die du magst, grün, Gefühle, die du nicht magst, rot und Gefühle, die du nicht kennst, schwarz ein. Überlege, in welchen Situationen du dich schon einmal so gefühlt hast."
Ziel • sich mit den eigenen Gefühlen auseinandersetzen • Bestätigung der Selbstwirksamkeit, indem die Kinder erkennen, dass sie bisher auch mit negativen Gefühlen (z. B. Traurigkeit) umgehen konnten • Erkennen der eigenen Bewältigungsstrategien	*Material* 7.1. Arbeitsblatt_Gefühle die ich mag/nicht mag

6. Bewertung Teamziel

7. Verabschiedung

Achte Stunde: „Gefühle verbal ausdrücken 1“

1. **Begrüßung**

2. **Blitzlichtrunde**
   Therapeut beginnt

3. **Besprechung des Spezialauftrags** (7.1. Arbeitsblatt_Gefühle, die ich mag/nicht mag)
   Fragen
   ✧ Wann hast du dich schon einmal so gefühlt?
   ✧ Wie bist du damit umgegangen?

4. **Spiele**

Spiel **„Wie noch?“**	*Alter* ab acht Jahren
Dauer ca. 25 Minuten	*Material* • Gefühle (am besten laminiert) Anhang 5, Zusatzmaterial, Gefühle • Fotos Gesichtsausdrücke Anhang 5, Zusatzmaterial, Gesichtsausdrücke
Ziele • Differenzieren von Gefühlen • Erweiterung der verbalen Ausdrucksmöglichkeiten bzgl. Emotionen	*Anleitung* • die Emotionen auf den Fotos werden kurz besprochen und die Bilder auf dem Tisch ausgelegt • die TeilnehmerInnen ziehen einzeln ein Gefühl, lesen es laut vor und ordnen es dem passenden Gesichtsausdruck zu
Besonderer Hinweis • prüfen, ob alle das Gefühl kennen, ggf. anhand von Beispielen aus dem Alltag erläutern	*Variation* • für einen höheren motorischen Anteil, die Fotos in einiger Entfernung auf den Boden auslegen – die Kinder müssen dorthin laufen, um die Gefühle zuzuordnen

Spiel **„Empathie-Spiel“**	*Alter* ab acht Jahren
Dauer ca. 20 Minuten	*Material* • Gefühlszettel (am besten laminiert) Anhang 5, Zusatzmaterial, Gefühle • Fotos Gesichtsausdrücke Anhang 5, Zusatzmaterial, Gesichtsausdrücke • Alltagssituationen Anhang 5, Zusatzmaterial, Alltagssituationen
Ziele • Schulung der Empathie • Differenzierung von Gefühlen	*Anleitung* • nachdem die Gefühle zugeordnet wurden, werden Alltagssituationen vorgelesen • die Kinder sollen beschreiben, wie sich der Betroffene in der Situation fühlt
Besonderer Hinweis • Kinder nach ähnlichen Erlebnissen (und deren Umgangs damit) im Alltag fragen	*Variation* –

5. Spezialauftrag

Spezialauftrag **„Zeichnung“**	*Beschreibung* „Zeichne ein Gefühl aus dieser Einheit.“
Ziel • gestalterische Auseinandersetzung mit einem Gefühl ihrer Wahl	*Material* 8.1. Arbeitsblatt_Zeichnung

6. Bewertung Teamziel

7. Verabschiedung

Neunte Stunde: „Gefühle verbal ausdrücken 2“

1. **Begrüßung**

2. **Blitzlichtrunde**
   Therapeut beginnt

3. **Besprechung des Spezialauftrags** (8.1. Arbeitsblatt_Zeichnung)
   Anmerkung
   - Jedes Kind zeigt und beschreibt kurz seine Zeichnung und erklärt, warum es sich für dieses Gefühl entschieden hat.

4. **Thema „Ich- und Du-Botschaften“**
   9.1. Arbeitsunterlage_Ich- und Du-Botschaften gemeinsam durchlesen und besprechen
   Anmerkung
   - Herausarbeiten von den wesentlichen Merkmalen einer Ich-Botschaft:
     1. Ich, mich, mir MUSS im Satz einhalten sein.
     2. Mein Gefühl zu dieser Situation.
   - Merkmale farblich gut erkennbar kennzeichnen und auf einem Flipchart festhalten.
   - Ich-Botschaften werden nur dann eingesetzt, wenn ich dem anderen meine Gefühle in Bezug auf die Situation mitteilen möchte – nicht bei einem „Angriff“ (z. B., wenn mich jemand absichtlich schubst).

5. **Übungen**

Übung **„Ich-Botschaften“**	*Alter* ab ca. sechs Jahren
Dauer ca. zehn Minuten	*Material* • Anhang 5, Zusatzmaterial, Konfliktsituationen
Ziele • Erkennen und Spüren der Unterschiede zwischen einer Ich- und einer Du-Botschaft • Üben des Formulierens einer Ich-Botschaft	*Anleitung* • Konfliktsituationen aus dem Alltag werden vorgegeben • die Kinder sollen dazu eine passende Ich-Botschaft formulieren
Besonderer Hinweis • auf eine ausdrucksstarke Mimik, Gestik, Tonfall und Körpersprache achten, ggf. mit dem Kind die Rollen tauschen und „falsches“ Auftreten spiegeln, anschließend reflektieren	*Variation* Ausprobieren im Rollenspiel • Zweierteams einteilen • jedes Team erhält dieselben Situationen auf einem Zettel vorgedruckt • anschließend soll jedes Team für sich möglichst viele Ich-Botschaften zu den Situationen finden • für jede adäquate Ich-Botschaft erhält das Team einen Punkt

Übung **„Du-Botschaften umformulieren“**	*Alter* ab acht Jahren
Dauer ca. 15 Minuten	*Material* • Flipchart • Stifte
Ziele • Erkennen und Spüren der Unterschiede zwischen einer Ich- und einer Du-Botschaft • Üben des Formulierens einer Ich-Botschaft	*Anleitung* • Aussagen der Kinder zum Thema: „Was sagt ihr zu einem anderen, der euch gerade geärgert/etwas weggenommen/etc. hat?“ • Sätze auf einem Flipchart sammeln • anschließend prüfen und farblich markieren, ob es sich um eine Ich-Botschaft handelt, ggf. umformulieren
Besonderer Hinweis • auf eine ausdrucksstarke Mimik, Gestik, Tonfall und Körpersprache achten, ggf. mit dem Kind die Rollen tauschen und „falsches“ Auftreten spiegeln, anschließend reflektieren	*Variation* Ausprobieren im Rollenspiel

6. Teamauftrag

Teamauftrag **„Ich-Botschaften“**	*Beschreibung* „Formuliere während der nächsten Woche dreimal eine Ich-Botschaft (wenn du also z. B. einem anderen etwas Unangenehmes sagen musst) in einem Gespräch. Bedenke dabei die Grundregeln: • ICH, MICH, MIR + eigenes Gefühl in Bezug auf die Situation z. B.: ‚Mich nervt es, wenn du immer meine Sachen nimmst, ohne zu fragen.‘ • Achte dabei auch auf einen angemessenen Tonfall. Erzähle einem Erwachsenen anschließend die Situation möglichst Wort für Wort und bitte ihn wortwörtlich aufzuschreiben, was du gesagt hast.“
Ziel • Die Formulierung der Ich-Botschaften – noch weiter trainieren – im Alltag einsetzen	*Material* 9.2. Arbeitsblatt_Ich-Botschaften

7. Bewertung Teamziel

8. Verabschiedung

Zehnte Stunde: „Close up"

1. **Begrüßung**

2. **Blitzlichtrunde**
   Therapeut beginnt

3. **Besprechung des Teamauftrags** (9.2. Arbeitsblatt_Ich-Botschaften)
   Hierbei prüfen,
   ✧ ob die Kinder das Thema „Ich-Botschaften" verstanden haben
   ✧ ob die Ich-Botschaften adäquat formuliert wurden

4. **Evaluation „Persönliches Ziel"**

Spiel **„Persönliches Ziel"**	*Alter* ab acht Jahren
Dauer ca. 25 Minuten	*Material* • Ziele der TeilnehmerInnen vorgeschrieben auf einzelnen Zetteln
Ziele • Auseinandersetzung mit dem persönlichen Ziel • Reflexion des Weges und der Fortschritte • Wahrnehmen wichtiger, noch fehlender Fertigkeiten	*Anleitung* • die Ziele werden einzeln vorgelesen oder im Zimmer ausgelegt • die TeilnehmerInnen versuchen ihr persönliches Ziel wiederzufinden • hat jeder sein Ziel gefunden, wird besprochen: – Bist du deinem Ziel näher gekommen/Hast du es schon erreicht? – Was hat sich verändert? – Was hast du in der Gruppe gelernt, dass dir dabei geholfen hat? • Besprechung offener Ziele für den nächsten Block

5. **Austeilung der Urkunden**
   10.1. Arbeitsunterlage_Urkunde Basiskurs

   Anmerkung
   – Die Urkunden sollen in einem feierlichen Akt übergeben werden.
   – Die einzelnen TeilnehmerInnen sind dabei aufgefordert, ihren GruppenkollegInnen mit Applaus während der Überreichung zu gratulieren.

- Zum Abschluss kann gemeinsam mit einem Glas Kindersekt oder Saft auf den erfolgreichen Abschluss angestoßen werden.

6. Ermittlung des Teamziels

7. Belohnungsaktivität für das Teamziel

8. Verabschiedung

Zweiter Block
Stunden 11 bis 20

Erste Stunde: „Start up, Wiederholung“

1. Begrüßung

2. Blitzlichtrunde

Therapeut beginnt

3. Besprechung des letzten Blocks

Fragen

✧ Was habt ihr vom letzten Block mitgenommen?
✧ Was hat sich durch das Training verändert?
✧ Gibt es offene Fragen?

4. Wiederholung

Spiel **„Was weißt du noch über ...“**	*Alter* ab 6 Jahren
Dauer ca. 20 Minuten	*Material* Gummibärchen o. Ä.
Ziele • Wiederholung und Festigung der Inhalte des letzten Blocks	*Anleitung* • Aufstellung nebeneinander in einer Reihe • ein Thema des letzten Blocks wird vorgegeben/wahlweise eine Frage dazu gestellt (z. B.: „Was weißt du noch über das Thema Ich-Botschaften?“) • pro richtiger Antwort dürfen die Kinder einen Schritt nach vorne gehen • wer als Erster ganz vorne ist, erhält ein Gummibärchen und beginnt wieder am Start
Besonderer Hinweis Themen des letzten Blocks • Gruppenregeln • Kommunikationsregeln • Vertrauen gewinnen/verlieren • Mitgefühl • Ich-/Du-Botschaften	*Variation* –

5. Teamauftrag

Teamauftrag **„Interview Selbstbewusstsein"**	*Beschreibung* „Befrage drei Personen zum Thema Selbstbewusstsein. Besprich ihre Antworten anschließend mit einem Erwachsenen. Er/Sie kann sie für dich aufschreiben. Erste Frage: „Was ist für dich Selbstbewusstsein?" Zweite Frage: „Wie zeigst du das?"
Ziel • sich mit den eigenen Gefühlen auseinandersetzen • erste Auseinandersetzung mit dem Thema „Selbstbewusstsein" • erkennen, was zum selbstbewussten Auftreten gehört	*Material* 1.1. Arbeitsblatt_Interview Selbstbewusstsein

6. Bewertung Teamziel

7. Verabschiedung

Zweite Stunde: „Selbstbewusstsein“

1. **Begrüßung**

2. **Blitzlichtrunde**
   Therapeut beginnt

3. **Besprechung des Teamauftrags** (1.1. Arbeitsblatt_Interview Selbstbewusstsein)

4. **Thema „Selbstbewusstsein“**
   Frage
   ✧ Was ist „Selbstbewusstsein“?

   Anmerkung
   – folgende Begriffe herausarbeiten und auf einem Flipchart festhalten: Bewusstsein, soziale Beziehungen, Selbstvertrauen etc.

   Bewusstsein
   ✧ sich über seine eigenen Gefühle und Gedanken im Klaren sein
   ✧ zu dem stehen, wer man ist und was man mag/nicht mag
   Beispiel: Freunde finden eure Lieblingssendung total doof.

   Frage
   ✧ Wie reagiert ihr?
   ✧ Welche Gründe gibt es für euer Verhalten?

   Soziale Beziehungen
   Die Meinung von anderen, bzw. wie wir mit anderen zurechtkommen, hat große Auswirkungen auf unser Selbstbewusstsein, d. h. auf das Bild, das wir von uns selbst haben.

Beispiel 1
Max wird von seinen Klassenkollegen oft ausgelacht und verspottet, weil er ziemlich ungeschickt ist. Wegen seiner vielen schlechten Noten hört Max zu Hause ständig nur: „Das hättest du besser machen können.“ Oder: „Du musst dich da mehr anstrengen.“

Beispiel 2
Max ist ziemlich ungeschickt, aber seine Klassenkollegen haben das akzeptiert und versuchen Max v. a. im Sport die Aufgaben zu geben, denen er gewachsen ist (z. B. kann Max nicht toll zielen, dafür ist er aber ein sehr guter Verteidiger beim Fußball). Auch wenn er in der Schule oft schlechte Noten schreibt, ermutigen ihn seine Eltern immer wieder, indem sie sagen: „Du

hast so lange und intensiv gelernt – wir wissen, dass du dein Bestes gegeben hast.“ Oder aber: „Das nächste Mal wird es sicher noch besser laufen.“

Fragen

- ✧ In beiden Geschichten ging es um denselben Jungen. Gab es dennoch Unterschiede? Und wenn ja, welche?
- ✧ Welcher Max hat wohl mehr Selbstbewusstsein und warum?
- ✧ Was könnte dem anderen Max dabei helfen, auch mehr Selbstbewusstsein zu bekommen?

Selbstvertrauen

sich selbst gut finden – mit seinen Stärken *und* Schwächen
Selbstvertrauen wächst durch Lob und Erfolg

Anmerkung

- Die Kinder sollen aufzeichnen/aufschreiben, was sie an sich selbst gut finden/weniger gut finden.
- Kinder dabei unterstützen, nicht nur körperliche Merkmale festzuhalten.

Fragen

- ✧ Was mögt ihr an euch?
- ✧ Was gefällt euch nicht so gut?
- ✧ Würdet ihr das gerne ändern?

5. Austeilung der Arbeitsunterlage

2.1. Arbeitsunterlage_ Selbstbewusstsein

6. Spezialauftrag

Spezialauftrag **„Das bin ich“**	*Beschreibung* „Nimm beim nächsten Mal eine Tasche mit Dingen mit, die dich ausmachen oder dir wichtig sind. In der Tasche kann alles Mögliche sein, z.B. ein Foto, eine Kinokarte oder was auch immer. Das nächste Mal stellst du uns die Dinge kurz vor und beschreibst, warum sie dir wichtig sind. Hier hast du noch Platz, jene Dinge aufzuzeichnen, die nicht in die Tasche passen, weil sie zu groß oder zu schwer sind.“
Ziel • Erkennen der eigenen Persönlichkeit • Mut zeigen, um sich vor anderen zu präsentieren • Förderung der Frustrationstoleranz, da nicht alle mitgebrachten Gegenstände in der nächsten Stunde besprochen werden können	*Material* 2.2. Arbeitsblatt_Das bin ich

7. Bewertung Teamziel

8. Verabschiedung

Dritte Stunde: „Selbstbewusstes Auftreten“

1. Begrüßung

2. Blitzlichtrunde
Therapeut beginnt

3. Besprechung des Spezialauftrags (2.2. Arbeitsblatt_Das bin ich)
Anmerkung
- die TeilnehmerInnen stellen ihre mitgebrachten Gegenstände kurz vor
- bei zurückhaltenden oder schüchternen Kindern hilft es, diese mit folgenden Fragen zu unterstützen

Fragen
✧ Wie bist du dazu gekommen?
✧ Warum ist der Gegenstand für dich wichtig?

4. Übung

Übung **„Selbstbewusstes Auftreten“**	*Alter* ab sechs Jahren
Dauer ca. 20 Minuten	*Material* • Flipchart • Stifte
Ziele • Wahrnehmen, woran man Selbstbewusstsein erkennen kann	*Anleitung* ein Kind stellt sich vor die Gruppe, die anderen besprechen: • Wie wirkt dessen Körperhaltung? Sicher oder eher unsicher? Künstlich oder echt? Gelangweilt oder aufgeschlossen? • Aus welchen Merkmalen kann man auf das Selbstbewusstsein eines Menschen schließen?

Besonderer Hinweis • Merkmale einer selbstbewussten Körperhaltung herausarbeiten • gerade stehen • Blickkontakt halten • beide Füße stehen fest am Boden • beide Arme sind ruhig • der Gesichtsausdruck ist freundlich zum besseren Einprägen Begriffe am Flipchart aufschreiben oder Symbole dafür zeichnen • die Antworten können vom Therapeuten auch ins Gegenteil verdreht werden, um die Unterschiede besser zu erkennen	*Variation* –

5. Spiel

Spiel **„Sesselspiel"**	*Alter* ab sechs Jahren
Dauer ca. 15 Minuten	*Material* ein Sessel
Ziele • Spüren der Unterschiede zwischen einer selbstbewussten und einer bittenden Rolle • darüber hinaus guter Einblick, wie die Kinder mit schwierigen Situationen umgehen bzw. welche Strategien sie anwenden, um ihren Willen durchzusetzen	*Anleitung* • Zweierteams einteilen • ein Kind erhält die „selbstbewusste", eines die „bittende" Rolle selbstbewusste Rolle • Kind sitzt auf dem Sessel und muss diesen unter allen Umständen verteidigen und darf seinen Platz nicht aufgeben bittende Rolle • das andere Kind soll nur mittels Worten versuchen auf den Sitzplatz zu kommen
Besonderer Hinweis • sozialunsicheren Kindern zu Beginn die selbstbewusste Rolle zuteilen (ermöglicht bereits zu Beginn Perspektivenwechsel) • Strategien der einzelnen TeilnehmerInnen genau beobachten und schriftlich dokumentieren (→ Elterngespräch)	*Variation* –

6. Reflexion

Fragen

- ✧ Wie hat es sich angefühlt, zu bitten/angebettelt zu werden/hart zu bleiben/zu verzweifeln etc.?
- ✧ War es leicht oder schwer, selbstbewusst aufzutreten?
- ✧ Welche Tricks/Strategien habt ihr dabei angewendet?
- ✧ Wie schnell fällt man in eine unterwürfige Rolle (betteln)?
- ✧ Wie hartnäckig wart ihr? Wie schnell geben manche auf?
- ✧ Ist es unangenehm, auch dann sitzen zu bleiben, wenn ein guter Tausch angeboten wird?

7. Spezialauftrag

Spezialauftrag **„Das bin ich und das bist du"**	*Beschreibung* „Gestalte bis zur nächsten Stunde ein Bild, auf dem die Unterschiede zwischen dir und deinem Freund, dir und deiner Schwester/deinem Bruder etc. beschreibst. Du kannst das Bild ganz nach deinen Vorstellungen gestalten, indem du schreibst, malst, Fotos aufklebst, aus Zeitschriften ausschneidest und aufklebst etc. Das nächste Mal erklärst du dann die Unterschiede."
Ziel • Unterschiede zwischen Individuen erkennen	*Material* 3.1. Arbeitsblatt_Das bin ich und das bist du

8. Bewertung Teamziel

9. Verabschiedung

Vierte Stunde: „Respekt 1“

1. **Begrüßung**

2. **Blitzlichtrunde**
   Therapeut beginnt

3. **Besprechung des Spezialauftrags** (3.1. Arbeitsblatt_Das bin ich und das bist du)
   Anmerkung
   – aus Zeitgründen soll jedes Kind nur ein oder zwei Unterschiede vorstellen

4. **Thema „Unterschiede“**

✧ jeder Mensch ist anders – manche Sachen hat man mit einem anderen gemeinsam, manche nicht

✧ manchmal kommt es zu Streitereien/Meinungsverschiedenheiten, weil man sich schwer damit tut, den anderen zu verstehen

5. **Spiel**

Spiel **„Die Burg“**	*Alter* ab sechs Jahren
Dauer ca. 15 Minuten	*Material* ein Tisch
Ziele • Erkennen und Spüren adäquaten und falschen Verhaltens • Unterschiede in den Verhaltensweisen wahrnehmen	*Anleitung* • ein Kind wird zum „Ritter“ bestimmt, es soll versuchen auf die Burg zu kommen (schlagen, treten, kitzeln u. Ä. sind dabei nicht erlaubt) • die anderen Kinder sind die Burgherren und beobachten, welche Strategien der „Ritter“ anwendet
Besonderer Hinweis –	*Variation 1* Der Therapeut ist der Ritter und zeigt selbst verschiedenste negative Verhaltensweisen (z. T. sehr ins Extreme überzogen), bis er schließlich ein passendes Verhalten zeigt. Anschließend wird besprochen, was der Ritter falsch gemacht hat. *Variation 2* Die Burgherren bestimmen vorher im Geheimen ein bis zwei Verhaltensweisen, um auf die Burg zu gelangen (z. B. nett fragen). Der Ritter kann nun ausprobieren, welches Verhalten der Schlüssel zur Burg ist.

6. Reflexion

Fragen

- ✧ Wie hat euch das Spiel gefallen?
- ✧ Wie habt ihr euch als Burgherren gefühlt? Wie als Ritter?
- ✧ Was war euch wichtig, um den anderen auf die Burg zu lassen?
- ✧ Was habt ihr selbst probiert, um auf die Burg zu kommen? Was davon hat funktioniert? Was nicht?
- ✧ Wie hat es sich angefühlt als euer Ritter …?
- ✧ Wie können euch die Erfahrungen aus diesem Spiel im Alltag helfen?

7. Teamauftrag

Teamauftrag **„Respekt"**	*Beschreibung* „Um mit unseren Gemeinsamkeiten, aber vor allem mit unseren Unterschieden umgehen zu können, ist es wichtig, dass wir Respekt voreinander haben. Befrage drei Personen zum Thema ‚Respekt'. Besprich ihre Antworten anschließend mit einem Erwachsenen. Er/Sie kann sie für dich aufschreiben. Erste Frage: Was bedeutet Respekt? Zweite Frage: Wie kann man einer Person zeigen, dass man sie respektiert?"
Ziel • Ideensammlung in Bezug auf das Thema „Respekt"	*Material* 4.1. Arbeitsblatt_Respekt

8. Bewertung Teamziel

9. Verabschiedung

Fünfte Stunde: „Respekt 2“

1. **Begrüßung**

2. **Blitzlichtrunde**
   Therapeut beginnt

3. **Besprechung des Teamauftrags** (4.1. Arbeitsblatt_Respekt)

4. **Thema „Respekt“**
   Fragen
   ✧ Was bedeutet Respekt für euch?
   ✧ Wen respektiert ihr und warum?

5. **Spiele**

Spiel **„Richtig oder falsch“**	*Alter* ab 6 Jahren
Dauer ca. 10 Minuten	*Material* • richtige und falsche Aussagen zum Thema „Respekt“ Anhang 5, Zusatzmaterial, Aussagen Respekt
Ziele • Erkennen und Spüren richtiger und falscher Verhaltens- und Ausdrucksweisen in puncto Respekt	*Anleitung* • Aussagen werden vorgelesen • die Kinder sollen bestimmen, ob es sich dabei um respektvolles oder respektloses Verhalten handelt
Besonderer Hinweis • bei motorischen Aufgaben herrscht mehr Unruhe • durch Fokussierung auf die Bewegung müssen die Sätze oft mehrfach wiederholt werden • viele unsichere Kinder orientieren sich an sozial Kompetenteren, Entscheidungen daher immer stichprobenartig reflektieren lassen	*Variation* • Entscheidung mit motorischen Aufgaben verknüpfen (z. B. respektvolles Verhalten: in die linke Ecke laufen oder Daumen nach oben etc.; bei respektlosem Verhalten: in die rechte Ecke oder Daumen nach unten etc.)

Spiel **„Gesichtsausdruck und Körpersprache“**	*Alter* ab sechs Jahren
Dauer ca. 10 Minuten	*Material* –
Ziele • Erkennen, dass Respekt bzw. Ablehnung sowohl über Gesichtsausdruck als auch über Körpersprache vermittelt werden kann	*Anleitung* • Kinder sollen jedem Gruppenmitglied nur mittels Gesichtsausdruck und Körpersprache zeigen, dass sie ihn respektieren oder aber nicht
Besonderer Hinweis • klare Vereinbarung, dass abwertende Gesten nur für diese Übung eingesetzt werden • Kinder dazu anregen, zu spüren, welche Gesten sowohl positive als auch negative Gefühle in ihnen auslösen	*Variation* –

6. Reflexion

Fragen

✧ Wie hat es sich angefühlt, respektiert/nicht respektiert zu werden?

✧ Was ist euch dabei aufgefallen?

✧ Seid ihr im Alltag auch schon einmal ähnlich behandelt worden oder habt einen anderen ähnlich behandelt?

7. Übung

Übung **„Glücksbox"**	*Alter* ab acht Jahren
Dauer je nach Aufbereitung zwischen 10 und 30 Minuten	*Material* • für jedes Kind eine kleine Schachtel/Box • Stifte • buntes Papier, bereits in passende Stücke geschnitten
Ziele • Wertschätzung und Stärkung des Selbstwertgefühls	*Anleitung* • jedes Kind schreibt für die anderen Kinder ein bis zwei positive Rückmeldungen auf Zettel (z. B. ich finde dich ziemlich cool, du bist nett, ich mag dich) • die Zettel kommen in die jeweilige Box • die Kinder dürfen die Box anschließend mit nach Hause nehmen und dort, wenn möglich, weiter Komplimente sammeln
Besonderer Hinweis • Vermittlung eines wertschätzenden Umganges bei der Übung • Unterstützung der Kinder bei der Ideenfindung bzw. den Formulierungen • Idee kann/soll zu Hause fortgesetzt werden • Kinder dazu ermuntern, die Zettel der Box v. a. auch in schwierigen Zeiten durchzulesen • Eltern einen respektvollen Umgang mit der Box vermitteln (Box sollte positiv/verstärkend erwähnt werden, respektieren, wenn das Kind nicht möchte, dass Eltern die Inhalte lesen – nicht dazu drängen)	*Variation 1* • die Box wird mehrere Runden weitergereicht, sodass jedes Kind mehrere Zettel sammelt *Variation 2* • die Zettel werden feierlich überreicht/vorgelesen

8. Spezialauftrag

Spezialauftrag **„Wie respektiere ich mich selbst?“**	*Beschreibung* „Um andere respektieren zu können, ist es wichtig, dass wir uns selbst gut kennen und zu dem, was wir denken und fühlen, stehen. Das heißt, dass wir uns selbst respektieren. Berichte, wie du dich selbst respektierst, indem du die folgenden Sätze vervollständigst. Körper: • Ich achte auf meinen Körper, indem ich ... Verstand: • Ich achte auf meinen Verstand, indem ich ... Gefühle: • Ich drücke meine Gefühle aus, indem ich ... • Ich baue Stress ab, indem ich ... • Ich verschaffe mir Glücksgefühle, indem ich ... Verhalten: • Meine guten Angewohnheiten sind ...“
Ziel • Erkennen des respektvollen Umgangs sich selbst gegenüber	*Material* 5.1. Arbeitsblatt_Wie respektiere ich mich selbst?

9. Bewertung Teamziel

10. Verabschiedung

Sechste Stunde: „Grenzen“

1. **Begrüßung**

2. **Blitzlichtrunde**
   Therapeut beginnt

3. **Besprechung des Spezialauftrags** (5.1. Arbeitsblatt_Wie respektiere ich mich selbst?)

4. **Thema „Grenzen“**
   Die Antworten auf die folgenden Fragen werden auf einem Flipchart gesammelt:

   Fragen
   - ✧ Was versteht man unter dem Begriff „Grenze(n)“?
   - ✧ Welche Arten von Grenzen gibt es?
   - ✧ Wofür brauchen wir Grenzen?
   - ✧ Wann hast du das Gefühl, dich abgrenzen zu müssen.
   - ✧ Ist es vielleicht manchmal wichtig, seine Grenzen auszuweiten, um neue Erfahrungen machen zu können?
   - ✧ Wann bist du bereit deine Grenzen zu verändern?

5. **Thema „Persönliche Grenzen“**
   Anmerkung
   - Vermittlung des Begriffes der „persönlichen Grenzen“ als eine Art „Schutzschild“
   - jeder Mensch benötigt ein derartiges Schutzschild, um nicht verletzt zu werden (d. h., um Negatives nicht zu sehr an sich heranzulassen)

6. Übung

<table>
<tr><td>Spiel
„Wahrnehmung Thema Grenzen“</td><td>Alter
ab sechs Jahren</td></tr>
<tr><td>Dauer
ca. 15 Minuten</td><td>Material
–</td></tr>
<tr><td>Ziele
• sich mit dem eigenen Bedürfnis nach Grenzen vertraut machen
• erkennen, dass Menschen individuelle Bedürfnisse haben</td><td>Anleitung
• ein Kind stellt sich in die Mitte des Raumes und schließt die Augen
• die anderen Kinder stellen sich um das Kind herum mit einiger Entfernung im Kreis auf
• auf ein Zeichen hin bewegen sich die TeilnehmerInnen langsam auf das Kind zu
• das Kind in der Mitte soll die einzelnen Teilnehmer mittels „Stopp“ und Handbewegung in die jeweilige Richtung anhalten, sobald ihm diese gefühlsmäßig „zu nahe“ kommen
• die gestoppten Kinder bleiben stehen
• sobald alle stehen, öffnet das Kind die Augen, um zu überprüfen, wie weit seine „gefühlsmäßigen Grenzen“ reichen</td></tr>
<tr><td>Besonderer Hinweis
• die Übung im „Zeitlupentempo“ ausführen, um dem Kind in der Mitte die Wahrnehmung seiner Grenzen zu ermöglichen
• laute Geräusche (z. B. laute Schritte, Reden etc.) vermeiden, da Kinder beim Abstoppen sonst nur darauf fokussiert sind
• bei vielen Kindern wird ein gering ausgeprägtes Grenzbedürfnis deutlich, welches sich meist auch im Alltag zeigt (→ Elterngespräch)</td><td>Variation 1
• Kinder stellen sich seitlich eng aneinander
• nun spüren, wie sich diese übermäßige Nähe anfühlt und was diese in ihnen auslöst

Variation 2
• alle Gruppenmitglieder bewegen sich im Raum umher
• auf Zurufen eines Namens sind alle anderen aufgefordert dieses – nur mittels ihres Körpers, ohne Zuhilfenahme von Händen und Füßen – „einzumauern“
• das Kind, dessen Name gerufen wurde, soll versuchen auszubrechen

Hier sind die Unterschiede der einzelnen Kinder gut erkennbar
• Wie lösen die TeilnehmerInnen die Aufgabe?
• Wer gibt gleich auf?
• Wer ist ein Kämpfer?
• Welche Taktiken wenden die einzelnen Gruppenmitglieder an?</td></tr>
</table>

7. Spezialauftrag

Spezialauftrag **„Persönliche Grenzen“**	*Beschreibung* „Mit folgenden Fragen kannst du herausfinden, wo deine persönlichen Grenzen liegen: • Was geht mir persönlich zu weit? • Wodurch fühle ich mich von anderen Menschen bedrängt oder überrumpelt? • Wann habe ich das Gefühl, mich verteidigen zu müssen? • In welchen Situationen fühle ich mich hinterher schlecht, weil ich etwas getan habe, was ich eigentlich nicht wollte?“
Ziel • Reflexion der eigenen Grenzen	*Material* 6.1. Arbeitsblatt_Persönliche Grenzen

8. Bewertung Teamziel

9. Verabschiedung

Siebte Stunde: „Konfliktmanagement 1“

1. **Begrüßung**

2. **Blitzlichtrunde**
   Therapeut beginnt

3. **Besprechung des Spezialauftrags** (6.1. Arbeitsblatt_Persönliche Grenzen)

4. **Thema „Einsatz passender sozialer Strategien“**
   Folgende Bereiche werden auf einem Flipchart festgehalten:
   1. Gefühle vermitteln
   2. Grenzübertritt/Angriff
   3. Wünsche äußern

   Anschließend wird besprochen, wie mit dem jeweiligen Bereich verfahren werden kann.

   Anregungen

1) Gefühle vermitteln	
Warum?	• um einen anderen darauf aufmerksam zu machen, was mich an seinem Verhalten stört
Wie?	• mittels „Ich-Botschaften“
Was ist wichtig?	Ich-Botschaften: • beginnen mit ich, mich, mir • beschreiben mein Gefühl in Bezug auf die Situation z. B.: „Ich bin enttäuscht, dass du schon wieder zu spät bist.“ • selbstbewusstes Auftreten (gerade Körperhaltung, Blickkontakt halten, laut und deutlich sprechen)

2) Grenzübertritt/Angriff	
Warum?	• um meine persönlichen Grenzen bei einem Konflikt zu verteidigen
Wie?	• mittels klarer und deutlicher Aussagen
Was ist wichtig?	• selbstbewusstes Auftreten (gerade Körperhaltung, Blickkontakt halten, laut und deutlich sprechen) • höflich, aber bestimmt auftreten z. B.: „Hör auf! Ich will das nicht! Lass mich in Ruhe!“

3) Wünsche/Bedürfnisse äußern	
Warum?	• um einem anderen die eigenen Wünsche und Bedürfnisse mitzuteilen
Wie?	• mittels klarer und deutlicher Aussagen
Was ist wichtig?	• selbstbewusstes Auftreten (gerade Körperhaltung, Blickkontakt halten, laut und deutlich sprechen) • Aussagen machen, keine Fragen formulieren (z. B. „Gib mir bitte den Stift zurück.“→ statt „Könntest du mir bitte den Stift zurückgeben?“) z. B.: „Ich möchte, dass du das aufhebst. Gib mir bitte meine Schultasche.“

5. Austeilung der Arbeitsunterlage (7.1. Arbeitsunterlage_Soziale Strategien)

6. Spiel

Spiel **„Was jetzt?"**	*Alter* ab acht Jahren
Dauer ca. 20 Minuten	*Material* • Konfliktsituationen Anhang 5, Zusatzmaterial, Konfliktsituationen
Ziele • Reflexion von Alltagssituationen • finden passender Strategien	*Anleitung* • eine problematische Alltagsituation wird beschrieben • die Kinder werden aufgefordert zu bestimmen, in welchen Bereich diese fällt und wie damit umgegangen werden kann
Besonderer Hinweis –	*Variation* • pro richtiger Antwort können Gummibärchen o. Ä. verteilt werden

7. Teamauftrag

Teamauftrag **„Konfliktmanagement"**	*Beschreibung* „Beschreibe zwei Alltagssituationen aus mindestens zwei unterschiedlichen Bereichen: Situation 1: • Worum ging es? • Wie hast du reagiert? • Um welchen Bereich handelt es sich? Kreuze das Passende an. Gefühle vermitteln ☐ Grenzübertritt/Angriff ☐ Wünsche/Bedürfnisse äußern ☐ Situation 2: …"
Ziel • Erkennen passender Strategien zum Umgang mit Konflikten	*Material* 7.2. Arbeitsblatt_Konfliktmanagement

8. Bewertung Teamziel

9. Verabschiedung

Achte Stunde: „Konfliktmanagement 2"

1. **Begrüßung**

2. **Blitzlichtrunde**
   Therapeut beginnt

3. **Besprechung des Teamauftrags** (7.2. Arbeitsblatt_Konfliktmanagement)

4. **Übung**

<table>
<tr><td>Übung
„Gerecht aufteilen"</td><td>Alter
ab acht Jahren</td></tr>
<tr><td>Dauer
ca. 20 Minuten</td><td>Material
unterschiedlich, je nach Wunsch</td></tr>
<tr><td>Ziele
• Forcieren der Kommunikation untereinander
• Überlegen von Lösungsstrategien
• Stärken der Kompromissfähigkeit
• Ausdehnung der Frustrationstoleranz</td><td>Anleitung
• der Therapeut legt nacheinander Dinge vor, die nicht gerecht aufgeteilt werden können, z. B. drei Zuckerstücke, einen großen und einen kleinen Ball, ein Rollbrett o. Ä.
• zwei Kinder sollen jeweils Vorschläge machen, wie sie die Gegenstände gerecht aufteilen würden
• können sich die Kinder nicht einigen, darf die Gruppe Vorschläge machen</td></tr>
<tr><td>Besonderer Hinweis
• Lösungsmöglichkeiten wären: abwechseln, etwas übrig lassen, nach Interesse/Geschmack verteilen etc.</td><td>Variation
–</td></tr>
</table>

5. Spiel

Spiel **„Konfliktmanagement"**	*Alter* ab acht Jahren
Dauer ca. 20 Minuten	*Material* • Flipchart • dicke Stifte, um die Punkte festzuhalten Anhang 5, Zusatzmaterial, Konfliktsituationen
Ziele • spielerische Wiederholung der Regeln des Konfliktgesprächs	*Anleitung* • Aufteilung in zwei Gruppen • beiden Gruppen werden dieselben Konfliktsituationen vorgegeben • jede Gruppe hat nun ca. fünf bis zehn Minuten Zeit, um zu den einzelnen Bereichen so viele adäquate Antworten, Sätze und Verhaltensweisen wie möglich zu finden

6. Teamauftrag

Teamauftrag **„Verhalten wirkt sich aus"**	*Beschreibung* „Besprich mit einem Erwachsenen, wie dein Verhalten sich schon einmal positiv oder negativ auf das Verhalten eines anderen ausgewirkt hat. Beantworte darüber hinaus folgende Fragen: • Was hast du richtig gemacht? • Was könntest du das nächste Mal besser machen?"
Ziel • Reflexion des eigenen Verhaltens und Wahrnehmung der Auswirkungen auf andere	*Material* 8.1. Arbeitsblatt_Verhalten wirkt sich aus

7. Bewertung Teamziel

8. Verabschiedung

Neunte Stunde: „Stressmanagement – Entspannung“

1. **Begrüßung**

2. **Blitzlichtrunde**
   Therapeut beginnt

3. **Besprechung des Teamauftrags** (8.1. Arbeitsblatt_Verhalten wirkt sich aus)

4. **Thema „Stressmanagement – Entspannung“**
   Auswirkungen von „Stress“ auf unser Wohlbefinden bzw. auf den Umgang mit unseren Gefühlen und Mitmenschen.
   Fragen
   ✧ Wie geht ihr mit Stress/Wut um?
   ✧ Was hilft euch dabei, euch wieder zu beruhigen?

   Anmerkung
   – Antworten werden gesammelt und in „Entspannung“ und „Ablenkung“ am Flipchart unterteilt

5. **Thema „Entspannung vs. Ablenkung“**
   Anmerkung
   – anhand der gesammelten Informationen werden die Unterschiede zwischen Entspannung und Ablenkung erläutert und besprochen

   Entspannungstechniken
   Anmerkung
   – zuerst kurz besprechen
   – anschließend die für die Gruppe Interessantesten ausprobieren

Entspannungstechniken für Schule, Bus etc.	• tief in den Bauch atmen • von 10 rückwärts zählen und tief in den Bauch atmen • den Körper fest abklopfen • kaltes Wasser trinken • Antistressball kneten • kurze Pause machen • persönlichen Zaubersatz/Mantra überlegen (z. B. „1, 2, 3, Wut vorbei.“)

Entspannungstechniken für zu Hause, bei Freunden	• schwere Gegenstände schieben oder ziehen • mehrere Kaugummis auf einmal kauen • Entspannungsgeschichten, Traumreisen • Polster boxen/schreien • Papier reißen/knüllen/trampeln • Sport/Bewegung • leise Musik hören • gedämpftes Licht

Anmerkung

Verhaltensregeln

Allgemein

- vorher klären, wo man welche Möglichkeiten hat

Boxen

- nur Polster, Decken, Kuscheltiere (eigene)
- nichts kaputt machen
- niemals andere Menschen oder Tiere

Schreien

- nur dort, wo man keinen stört: Türe zumachen, in die Hand/in das Polster hineinschreien

6. Spezialauftrag

Spezialauftrag **„Ruhig werden“**	*Beschreibung* • „Was ist Entspannung? • Was machst du alles, um ruhig zu werden, um wieder ‚runterzukommen‘, wenn du dich aufgeregt hast?“
Ziel • Auseinandersetzen und Ausprobieren von verschiedenen Entspannungstechniken	*Material* 9.1. Arbeitsblatt_Ruhig werden

7. Bewertung Teamziel

8. Verabschiedung

Zehnte Stunde: „Close up“

1. **Begrüßung**

2. **Blitzlichtrunde**
   Therapeut beginnt

3. **Besprechung des Spezialauftrags** (9.1. Arbeitsblatt_Ruhig werden)

4. **Übung**

Übung **„Ich bin einzigartig“**	*Alter* ab acht Jahren
Dauer ca. 15 Minuten	*Material* 10.1. Arbeitsblatt_Ich bin einzigartig
Ziel • Bewusstwerden der eigenen Persönlichkeit	*Anleitung* „Ich bin einzigartig aus folgenden Gründen: • Du kannst mich an … erkennen. • Ich kann besonders gut … • Wenn ich alleine bin, spiele ich am liebsten … • Ich esse gerne … • Meine Freunde sagen, ich bin gut in … • Ich mag es nicht, wenn Leute … • Ich bin einzigartig, weil …“
Besonderer Hinweis • Kinder, welchen es schwerfällt, auch hier wieder „auf den Punkt zu kommen“, sollten im Einzelgespräch mittels Fragen (z. B.: „Was würdest du sagen, sind deine drei besten Eigenschaften?“) strukturiert werden.	*Variation* –

5. **Austeilung der Urkunden**
   10.2. Arbeitsunterlage_Urkunde Fortgeschrittenenkurs

   Anmerkung
   - Die Urkunden sollen in einem feierlichen Akt übergeben werden.
   - Die einzelnen TeilnehmerInnen sind dabei aufgefordert, ihren GruppenkollegInnen mit Applaus während der Überreichung zu gratulieren.
   - Zum Abschluss kann gemeinsam mit einem Glas Kindersekt oder Saft auf den erfolgreichen Abschluss angestoßen werden.

6. **Ermittlung des Teamziels**

7. **Belohnungsaktivität für das Teamziel**

8. **Verabschiedung**

Dritter Block
Stunden 21 bis 30

Erste Stunde: „Start up, Wiederholung“

1. Begrüßung

2. Blitzlichtrunde

Therapeut beginnt

3. Besprechung des letzten Blocks

Fragen

✧ Was habt ihr vom letzten Block mitgenommen?
✧ Was hat sich durch das Training verändert?
✧ Gibt es offene Fragen?

4. Wiederholung

Spiel **„Was weißt du noch über …“**	*Alter* ab sechs Jahren
Dauer ca. 20 Minuten	*Material* Gummibärchen o. Ä.
Ziele • Wiederholung und Festigung der Inhalte des letzten Blocks	*Anleitung* • Aufstellung nebeneinander in einer Reihe • ein Thema des letzten Blocks wird vorgegeben/wahlweise eine Frage dazu gestellt (z. B.: „Was weißt du noch über das Thema Selbstvertrauen?“) • pro richtiger Antwort dürfen die Kinder einen Schritt nach vorne gehen • wer als Erster ganz vorne ist, erhält ein Gummibärchen und beginnt wieder am Start
Besonderer Hinweis Themen der letzten beiden Blöcke • Kommunikationsregeln • Ich-/Du-Botschaften • Mitgefühl • Selbstbewusstsein • selbstbewusstes Auftreten • Respekt • Grenzen • Konfliktmanagement • Stressmanagement – Entspannung	*Variation* –

5. Thema „Selbstbild“

Anmerkung

– Da sich die Kinder in den vergangenen Blöcken immer wieder mit ihren Stärken und Schwächen auseinandergesetzt haben, wird nun das Thema „Selbstbild“ genauer besprochen.

6. Übungen

Übung **„Ich mag an mir ...“**	*Alter* ab sechs Jahren
Dauer ca. 10 Minuten	*Material* –
Ziel • Erleben der Wahrnehmung eines anderen Menschen in Bezug auf sich selbst	*Anleitung* • Kinder in Zweierteams einteilen • die Kinder besprechen nun gegenseitig, was sie an sich mögen • anschließend werden die Aussagen in der Großgruppe besprochen

Fragen

✧ Wie fühlt es sich an, wenn ein anderer nette Dinge zu/über euch sagt?

✧ Denkt ihr ähnlich von euch oder waren auch ganz neue Dinge dabei, die euch an euch selbst noch nicht bewusst waren?

Übung **„Ich bin …“**	*Alter* ab acht Jahren
Dauer ca. 15 Minuten und länger, je nach Anzahl der Kinder	*Material* • Karteikarten (DIN A5) • Klebestreifen • Stifte
Ziel • Erkennen des Selbstbildes und der Unterschiede der anderen	*Anleitung* Jedes Kind erhält zwei Karteikarten mit den Satzanfängen: • Ich bin … • Ich kann … • Ich habe … Eine wird sofort vom Kind ausgefüllt (ohne dass die anderen die Antworten sehen), die andere wird an den Rücken geheftet. Die Kinder bewegen sich nun im Raum umher und ergänzen sich gegenseitig die Sätze mit starken Antworten, die zu dem jeweiligen Kind passen sollen.

Fragen

✧ Waren eure Sätze und die Sätze auf dem Zettel ähnlich?

✧ Seid ihr auf neue Eigenschaften gekommen, die euch vorher nicht bewusst waren?

Übung **„Werbung“**	*Alter* ab acht Jahren
Dauer ca. 25 Minuten	*Material* • Papier • Stifte
Ziel • Erkennen des Selbstbildes und der Unterschiede der anderen	*Anleitung* • jedes Kind gestaltet auf einem Blatt Papier eine Werbung für sich selbst • anschließend wird ein „Markt“ gebildet, hier können Fragen gestellt werden – die Verkäufer selbst sollen sich dabei besonders „anpreisen“
Besonderer Hinweis • es sollen v. a. positive Eigenschaften, besondere Fähigkeiten oder Verhaltensweisen hervorgehoben werden	*Variation* –

Fragen
✧ Wie hat euch die Übung gefallen?
✧ Ist es euch leicht gefallen, über eure Stärken nachzudenken und euch anzupreisen?

7. Teamauftrag

Teamauftrag **„Was ich noch an mir verbessern möchte“**	*Beschreibung* „Besprich deine Antworten anschließend noch mit einem Erwachsenen. • Das möchte ich noch an mir verbessern: … • Hier kann ich mir Unterstützung dafür holen: … • Das muss ich tun, um dieses Ziel erreichen zu können: … • Wo und wann ich meine Fertigkeiten üben werde: …“
Ziele • Auseinandersetzung mit den persönlichen Fortschritten • Definition des Ziels für den aktuellen Block	*Material* 1.1. Arbeitsblatt_Was ich noch an mir verbessern möchte

8. Bewertung Teamziel

9. Verabschiedung

Zweite Stunde: „Verantwortung übernehmen“

1. **Begrüßung**

2. **Blitzlichtrunde**
   Therapeut beginnt

3. **Besprechung des Spezialauftrags** (1.1. Arbeitsblatt_Was ich noch an mir verbessern möchte)

4. **Thema „Verantwortung“**
   Fragen
   ✧ Was bedeutet „Verantwortung“?

   Verantwortlich zu handeln heißt,
   ✧ zu versuchen, anderen gut zuzuhören und sie zu verstehen
   ✧ Vereinbarungen zu treffen und sich daran zu halten
   ✧ verlässlich zu sein
   ✧ ehrlich zu sein

   Anmerkung
   – anschließend den Kindern die Möglichkeit geben, darüber nachzudenken, wann und wie sie im täglichen Leben Verantwortung übernehmen (z. B. pünktlich in die Schule kommen, jeden Tag den Hund füttern, auf kleinere Geschwister aufpassen etc.)
   – danach gemeinsam besprechen

5. **Spiel**

Spiel **„Dreibeinlauf“**	*Alter* ab sechs Jahren
Dauer ca. 20 Minuten	*Material* • Stoffbinde/Seil
Ziele • gegenseitig Verantwortung übernehmen • sich auf jemand anderen einstellen • Lösungswege finden	*Anleitung* • zwei Kinder werden an je einem Bein zusammengebunden und müssen versuchen, eine Strecke gemeinsam gehend zu bewältigen
Besonderer Hinweis –	*Variation* • zusätzlich die Zeit stoppen Achtung: bei Hektik erhöhte Verletzungsgefahr

6. Reflexion

Fragen

✧ Wie ist es euch dabei gegangen?

✧ Wie hat sich das angefühlt (sicher/unsicher/beängstigend)?

✧ Was habt ihr gemacht, um gemeinsam gehen zu können?

7. Spezialauftrag

Spezialauftrag **„Freundschaft“**	*Beschreibung* „Beantworte für dich folgende Fragen: • Was ist in einer guten Freundschaft wichtig? • Woran erkennt man einen guten Freund?“
Ziel • Auseinandersetzung mit den eigenen Wertvorstellungen und Wünschen bzgl. einer Freundschaft	*Material* 2.1. Arbeitsblatt_Freundschaft

8. Bewertung Teamziel

9. Verabschiedung

Dritte Stunde: „Freundschaft“

1. **Begrüßung**

2. **Blitzlichtrunde**
   Therapeut beginnt

3. **Besprechung des Spezialauftrags** (2.1. Arbeitsblatt_Freundschaft)
   Frage
   ✧ Was ist euch in einer guten Freundschaft (oder auch allgemein in einer Beziehung) wichtig?
      ✧ Ehrlichkeit
      ✧ Vertrauen
      – dass man füreinander da ist
      – dass man füreinander einsteht
      – dass man miteinander reden und Spaß haben kann
      – dass man sich vor dem anderen nicht verstellen muss, sondern so sein kann, wie man ist
      – dass man sich bei dem anderen sicher fühlen kann

4. **Besprechung des Themas „echte Freunde vs. falsche Freunde“**
   Beispiel 1
   Felix und Patrick sind befreundet. In der Pause sagt Patrick zu Felix: „Du traust dich nie Iris anzuspucken.“ Als Felix sich weigert, sagt Patrick zu ihm: „Feigling, Feigling, Feigling!“

   Fragen
   ✧ Was haltet ihr von der Freundschaft zwischen Felix und Patrick?
   ✧ Kennt ihr ähnliche Kinder oder habt selbst schon einmal probiert, jemanden zu etwas Falschem zu überreden?

   Beispiel 2
   Marie geht nicht gern in die Schule. Die Pause verbringt sie meistens allein. Heute kommt Susanne mit ein paar anderen Mädchen auf sie zu und sagt: „Wenn du magst, kannst du bei uns mitmachen, aber nur wenn du uns ein paar Eis kaufst.“

   Fragen
   ✧ Was würdet ihr an Maries Stelle tun?
   ✧ Was haltet ihr von dem Verhalten der anderen Mädchen?
   ✧ Woran erkennt ihr falsche Freunde?

5. Spiele

Spiel **„Brücke"**	*Alter* ab acht Jahren
Dauer ca. 10 Minuten	*Material* • Gymnastikbank oder • Klebeband
Ziele • sich aufeinander einstellen • Förderung der Kommunikation • gemeinsames Finden von Lösungswegen	*Anleitung* • zwei Kinder begegnen sich auf einer schmalen Brücke und müssen versuchen aneinander vorbeizukommen, ohne „ins Wasser" zu steigen/fallen oder sich gegenseitig zu verletzen

Fragen

✧ Wie hat euch das Spiel gefallen?

✧ Wie konntet ihr die Aufgabe lösen?

Spiel **„Rettende Insel"**	*Alter* ab acht Jahren
Dauer ca. 10 Minuten, je nach Schwierigkeitsgrad und Können der TeilnehmerInnen	*Material* • Papier • Therapiesteine • rutschfeste Matten o. Ä.
Ziele • sich aufeinander einstellen • Förderung der Kommunikation • gemeinsames Finden von Lösungswegen	*Anleitung* • der Raum wird aufgeteilt: zwei voneinander entfernte Inseln, dazwischen Wasser • die Kinder erhalten Materialien, um über das Wasser zu gelangen, diese sind jedoch zu wenig, um einen durchgehenden Weg zu bauen • die Kinder müssen sich nun absprechen, wie sie alle auf die andere Seite gelangen können

Frage

✧ Wie hat euch das Spiel gefallen?

✧ Wie konntet ihr die Aufgabe lösen?

6. Teamauftrag

Teamauftrag **„Freundschaftsanalyse“**	*Beschreibung* „Diese Eigenschaften muss ein guter Freund für mich haben: … Diesen Freund/diese Freundin habe ich jetzt als ‚falsche Freunde‘ enttarnen können: ...“
Ziel • bewusste Auseinandersetzung mit dem eigenen Freundeskreis	*Material* 3.1. Arbeitsblatt_Freundschaftsanalyse
Besonderer Hinweis • die Kinder sollen dazu angeregt werden, sich kritisch mit ihrem Freundeskreis auseinanderzusetzen • Kindern mit Sozialkompetenzdefiziten fällt es häufig schwer, Freunde zu finden. Die Folge daraus: Freundschaften werden unkritisch betrachtet, sie erliegen leicht negativen Einflüssen	*Variation* –

7. Bewertung Teamziel

8. Verabschiedung

Vierte Stunde: „Selbst- und Fremdwahrnehmung 1“

1. **Begrüßung**

2. **Blitzlichtrunde**
   Therapeut beginnt

3. **Besprechung des Teamauftrags** (3.1. Arbeitsblatt_Freundschaftsanalyse)

4. **Thema „Selbstwahrnehmung“**
   Anmerkung
   – gemeinsam mit den TeilnehmerInnen werden Gedanken zum Thema Selbstwahrnehmung gesammelt

   Frage
   ✧ Was heißt „Selbstwahrnehmung“?

   Selbstwahrnehmung ist das Bild, welches wir von uns selbst und unseren Handlungen haben.

   Frage
   ✧ Wie entsteht Selbstwahrnehmung?

   Durch die fortlaufenden Rückmeldungen aus unserer Umgebung bzgl. unseres Verhaltens. So entsteht ein Bild darüber, wie wir uns und wie uns unsere Umgebung wahrnimmt.

   Frage
   ✧ Warum haben manche Leute eine gute und manche eine nicht so gute Selbstwahrnehmung?

   Das hat viele unterschiedliche Gründe: Manche Leute haben einfach kein so gutes „Gespür“ dafür, wie sie sich verhalten, andere sind so mit anderen Dingen beschäftigt (z. B. damit, Freunde zu finden), dass sie ihre eigenen Handlungen nicht kritisch hinterfragen oder aber dafür gar keine Aufmerksamkeit haben etc.

   Frage
   ✧ Kann man Selbstwahrnehmung trainieren?

   Wie wir uns selbst wahrnehmen und ob dies mit der Wahrnehmung unserer sozialen Umgebung übereinstimmt, lässt sich im sozialen Miteinander erleben und trainieren.

5. Übung

Übung **„Rate mal"**	*Alter* ab acht Jahren
Dauer ca. 20 Minuten	*Material* Papier, Stifte
Ziele • Erkennen der verschiedenen Facetten eines Menschen • Stärkung der eigenen Wahrnehmung	*Anleitung* • ein Kind erhält eine Aufgabe, z. B.: Wenn du eine Eissorte wärst, welche wäre das? • die Antwort wird aufgeschrieben, bleibt aber geheim • die anderen Kinder besprechen sich untereinander und finden ihrerseits eine Antwort auf die Frage • anschließend wird verglichen
Besonderer Hinweis • die Übung erfordert abstraktes Denken	*Variation* –

Fragen

✧ Wie hat euch das Spiel gefallen?

✧ Wart ihr immer einer Meinung?

✧ Wonach habt ihr euch bei eurer Entscheidung gerichtet? (Z. B.: „Wir wissen, dass Susi Erdbeeren mag, deshalb ist sie ein Erdbeereis.")

6. Teamauftrag

Teamauftrag **„Wer ist gemeint?"**	*Beschreibung* „Beschreibe die Person, die du gezogen hast, mit deinen eigenen Worten, ohne dabei jedoch ihren Namen zu erwähnen. In der nächsten Stunde werden wir raten, um wen es sich bei den einzelnen Beschreibungen handelt. Die Person würde ich folgendermaßen beschreiben …" • Namen der Gruppenmitglieder aufschreiben und ziehen lassen • geheimhalten, wer wen gezogen hat
Ziel • Erkennen der Unterschiede zwischen Selbst- und Fremdwahrnehmung	*Material* 4.1. Arbeitsblatt_Wer ist gemeint

7. Bewertung Teamziel

8. Verabschiedung

Fünfte Stunde: „Selbst- und Fremdwahrnehmung 2“

1. Begrüßung

2. Blitzlichtrunde

Therapeut beginnt

3. Besprechung des Teamauftrags (4.1. Arbeitsblatt_Wer ist gemeint?)

Anmerkung

- der Teamauftrag wird diesmal nicht einzeln vorgelesen und besprochen, sondern die Zettel werden gemischt und nacheinander gezogen
- anschließend liest der Therapeut die jeweilige Beschreibung vor
- die anderen erraten, um wen es sich dabei handelt

4. Thema „Unterschiede in der Selbst- und Fremdwahrnehmung“

Anmerkung

- die Kinder dazu anregen, darüber nachzudenken, wann sich ihre Wahrnehmung bzw. die Wahrnehmung der anderen in Bezug auf ihr Verhalten schon einmal unterschieden hat

5. Übung

Übung **„Selbst- und Fremdwahrnehmung“**	*Alter* ab acht Jahren
Dauer ca. 20 Minuten	*Material* –
Ziele • Abgleich zwischen Selbst- und Fremdwahrnehmung	*Anleitung* • ein Kind wählt für sich ein Tier, das seiner Persönlichkeit entspricht, notiert seine Wahl auf einem Zettel und hält dies aber geheim • die Gruppe wählt ebenfalls ein Tier aus, das ihrer Meinung nach der Persönlichkeit des Kindes entspricht, und notiert ihre Wahl auch auf einem Teamauftragszettel des jeweiligen Kindes, hält die Wahl aber geheim • anschließend kann verglichen werden
Besonderer Hinweis • viele Kinder wählen hier Tiere, die sie gerne haben oder aber sein möchten, daher im Vorfeld extra darauf hinweisen, dass es sich nicht um das Lieblingstier handeln soll und ggf. das Kind bei seiner Entscheidung unterstützen	*Variation* –

6. Reflexion

Fragen

- ✧ Warum hast du dich für dieses Tier entschieden?
- ✧ Welche Eigenschaften hat dieses Tier, die du in dir wiedererkannt hast?
- ✧ Findest du die Entscheidung der anderen passend?
- ✧ Kannst du dich mit dem Tier identifizieren?
- ✧ Warum habt ihr das Tier für … ausgewählt?

7. Teamauftrag

Teamauftrag **„Selbst-/Fremdwahrnehmung“**	*Beschreibung* „Wenn ich ein Tier wäre, wäre ich: .... Die Gruppe meint, wenn ich ein Tier wäre, wäre ich: .... Besprich das Tier, welches du für dich gewählt hast, bzw. das, welches die Gruppe für dich gewählt hat, mit deinen Eltern oder einem anderen Erwachsenen. • Was halten sie von deiner Wahl? • Was halten sie von der Wahl der Gruppe? • Kennen sie selbst ein Tier, welches ihnen noch passender erscheint? Wenn ja, warum und um welches Tier handelt es sich?“
Ziel • Abgleich zwischen Selbst- und Fremdwahrnehmung • Anregen eines Gespräches zwischen Eltern und Kind bzgl. dessen Eigenschaften/Persönlichkeit	*Material* 5.1. Arbeitsblatt_Selbst-/Fremdwahrnehmung

8. Bewertung Teamziel

9. Verabschiedung

Sechste Stunde: „Kontaktaufnahme"

1. **Begrüßung**

2. **Blitzlichtrunde**
   Therapeut beginnt

3- **Besprechung des Teamauftrags** (5.1. Arbeitsblatt_Selbst-/Fremdwahrnehmung)
   Fragen
   ✧ Was haben deine Eltern/der Erwachsene zu dem Tier gesagt?
   ✧ Ist es ihnen passend erschienen? Wenn ja, warum?
   ✧ Oder aber ist ihnen ein anderes Tier eingefallen, welches noch besser gepasst hätte?

4. **Thema „Kontaktaufnahme"**
   Fragen
   ✧ Was muss man alles können, um mit einem anderen in Kontakt zu treten?

   Anmerkung
   – vielen Kinder fällt gerade die erste Kontaktaufnahme (z.B. auf dem Spielplatz) übermäßig schwer, sie wissen nicht, was sie sagen bzw. wie sie sich verhalten sollen:
     • ***Anrede:*** einfach auf die Situation bezogen: „Hi, ich bin Max. Was spielt ihr gerade? Kann ich mitmachen?"
     • ***Blickkontakt herstellen:*** daher immer von vorne nähern
     • ***Sprache:*** laut, deutlich, freundlicher Tonfall
     • ***Körpersprache:*** ruhig stehen, kein Herumzappeln, Hände seitlich neben dem Körper oder in den Taschen (so wird nervöses Herumnesteln an Kleidung u.Ä. verhindert)

5. Übung

Übung **„Kontaktaufnahme“**	*Alter* ab sechs Jahren
Dauer ca. 15 Minuten	*Material* • Alltagssituationen Kontaktaufnahme Anhang 5, Zusatzmaterial, Alltagssituationen Kontaktaufnahme
Ziel • praktische Tipps bzgl. Kontaktaufnahme	*Anleitung* Alltagssituation einer Kontaktaufnahme wird erzählt, die Gruppenmitglieder sollen gemeinsam überlegen: • Was kann das Kind sagen? • Wie sollte es auf die andere Person zugehen? • Wie sollte es stehen/reden etc.?
Besonderer Hinweis • um einen Realitätsbezug herzustellen, können auch Alltagssituationen der Kinder verwendet werden	*Variation* –

6. Teamauftrag

Teamauftrag **„Kontaktaufnahme“**	*Beschreibung* „Suche dir eine Situation aus deinem Alltag, in der es dir schwergefallen ist, mit jemandem in Kontakt zu treten (z. B. Kinder auf dem Spielplatz fragen, ob du mitspielen darfst, einen Erwachsenen nach der Uhrzeit fragen, in einem Geschäft fragen, ob du aufs WC gehen darfst ...). Trainiere diese Situation einmal zu Hause in einem Rollenspiel und erprobe dieselbe Situation im Alltag! *Kontaktaufnahme im Rollenspiel zu Hause* • Worauf habe ich geachtet? • Wie leicht/schwer ist mir diese Aufgabe gefallen? • Was ist meinen Eltern dabei noch aufgefallen? *Kontaktaufnahme zu einer fremden Person im Alltag:* • Worauf habe ich geachtet? • Wie leicht/schwer ist mir diese Aufgabe gefallen? • Welche Rückmeldungen gab es von der fremden Person oder von meinen Eltern, die dabei zugesehen haben? • Was kann ich beim nächsten Mal vielleicht noch verbessern bzw. ändern?“
Ziele • Ausprobieren von verschiedenen Möglichkeiten der Kontaktaufnahme im geschützten Rahmen • Wahrnehmung von Veränderungsmöglichkeiten durch Tipps/Beobachtungen • Training von Kontaktaufnahme im Alltag	*Material* 6.1. Arbeitsblatt_Kontaktaufnahme
Besonderer Hinweis Bezugspersonen sollen Feedback geben	

7. Bewertung Teamziel

8. Verabschiedung

Siebte Stunde: „Kommunikationsschwierigkeiten“

1. **Begrüßung**

2. **Blitzlichtrunde**
   Therapeut beginnt

3. **Besprechung des Teamauftrags** (6.1. Arbeitsblatt_Kontaktaufnahme)

4. **Analyse des Konfliktgesprächs**

Übung **„Analyse Konfliktgespräch“**	*Alter* ab acht Jahren
Dauer ca. 10 Minuten	*Material* 7.1. Arbeitsblatt_Streit in der Pause
Ziele • Erkennen von offensichtlichen und versteckten Fehlern in der Kommunikation	*Anleitung* • Analyse des Textes auf Kommunikationsfehler: Fehler unterstreichen lassen
Besonderer Hinweis • den Text in verteilten Rollen lesen (jüngere Kinder dabei bei der richtigen Betonung unterstützen) • Zusammenfassung der einzelnen Textpassagen vor der Analyse unterstützt die Fokussierung	*Variation* –

5. **Reflexion**
   Fragen
   ✧ Sind euch auch schon mal solche Fehler passiert?
   ✧ Wenn ja, wo, wie, warum?
   ✧ Wie könntet ihr eine derartige Situation das nächste Mal besser lösen?

6. **Thema „Kommunikationsschwierigkeiten“**
   Anmerkung
   – viele Kinder haben Probleme, Gesagtem mit ihrer Mimik und Gestik Ausdruck zu verleihen, was zur Folge hat, dass viele in Konfliktsituationen zwar evtl. das Richtige sagen, jedoch trotzdem nicht ernst genommen werden (z.B. „Lass mich in Ruhe“ und dazu eine ängstliche Körperhaltung)
   – daher die TeilnehmerInnen ggf. nochmals mittels vorgeführten Beispielen darauf hinweisen

7. Teamauftrag

<table>
<tr><td>Teamauftrag
„Wut“</td><td>Beschreibung
„Was macht mich wütend? Was bringt mich auf die Palme? Wobei sehe ich rot?

Situation 1
• Wo?
• Wer war dabei?
• Worum ging es?
• Was habe ich mir in dieser Situation gedacht:
• So bin ich wieder ruhig bzw. entspannt geworden:

Situation 2
• …“</td></tr>
<tr><td>Ziele
• Auseinandersetzung mit der eigenen Frustrationstoleranz
• Konfliktsituationen kritisch betrachten</td><td>Material
7.2. Arbeitsblatt_Wut</td></tr>
</table>

8. Bewertung Teamziel

9. Verabschiedung

Achte Stunde: „Wut und Rache“

1. **Begrüßung**

2. **Blitzlichtrunde**
   Therapeut beginnt

3. **Besprechung des Teamauftrags** (7.2. Arbeitsblatt_Wut)

4. **Thema „Wut“**
   Fragen
   ✧ Was versteht man unter dem Begriff „Wut“?
   ✧ Wann wart ihr das letzte Mal wütend?
   ✧ Wie hat sich das angefühlt?
   ✧ Wie seid ihr damit umgegangen?
   ✧ Was macht ihr normalerweise, um euch wieder zu beruhigen?

5. **Thema „Rache“**
   Fragen
   ✧ Was versteht man unter dem Begriff „Rache“?
   ✧ Warum rächt man sich an jemandem?
   ✧ Habt ihr euch schon mal an jemandem gerächt?
   ✧ Wie ist die Situation dann ausgegangen?

6. **Phantasiereise „Zimmer der Wut“**

Übung **„Zimmer der Wut“**	*Alter* ab sechs Jahren
Dauer ca. 15 bis 20 Minuten	*Material* • „Zimmer der Wut“ Anhang 5, Zusatzmaterial „Zimmer der Wut“ • evtl. Polster für den Kopf bzw. Decken als Unterlage • Schild „Bitte nicht stören“ für die Tür • ggf. Augenmaske für sehr unruhige Kinder
Ziele • Wahrnehmen der unterschiedlichen Gefühle • Akzeptanz negativer Gefühle	*Anleitung* • die Kinder werden in das Haus der Gefühle geführt, in welchem jedes Gefühl ein eigenes Zimmer hat – auch die Wut • die Kinder legen sich in einigem Abstand zueinander auf den Boden • die Augen sind geschlossen, es wird mehrmals tief und ruhig gemeinsam ein- und ausgeatmet, bevor der Text vorgelesen wird

Besonderer Hinweis	*Variation*
• Grundregel: Kinder, welche der Übung nicht (mehr) folgen können, sollen sich soweit ruhig verhalten, dass sie die anderen nicht stören.	–

7. Reflexion

Fragen

✧ Wer konnte der Übung folgen?
✧ Wie hat es sich angefühlt, das „Haus der Gefühle" zu betreten?
✧ Wie haben die Zimmer ausgesehen?
✧ Wie hat das Zimmer der Wut ausgesehen?
✧ Habt ihr euch in dem Zimmer wohlgefühlt oder wolltet ihr es schnell wieder verlassen?
✧ War es ein kleines oder großes, gut zugängliches oder eher verstecktes Zimmer?
✧ Wie geht ihr im realen Leben mit der Wut um? Welche Strategien wendet ihr dafür an?
✧ Habt ihr es schon erlebt, von eurer Wut überwältigt zu werden?

8. Spezialauftrag

Spezialauftrag **„Steine bemalen "**	*Beschreibung* • „Bemale für jedes Gruppenmitglied einen mittelgroßen Stein und nimm sie zur nächsten Gruppenstunde mit."
Ziel • Ausdrücken der eigenen Wertschätzung einem anderen gegenüber • Erfahren von Wertschätzung	*Material* 8.1. Arbeitsblatt_Steine bemalen
Besonderer Hinweis Sollte es aufgrund mangelhafter Materialien nicht möglich sein, die Steine zu bemalen, so kann das Kind z. B. an einem Fluss besondere Natursteine aussuchen.	

9. Bewertung Teamziel

10. Verabschiedung

Neunte Stunde: „Wertschätzung“

1. **Begrüßung**

2. **Blitzlichtrunde**
   Therapeut beginnt

3. **Besprechung des Spezialauftrags** (8.1. Arbeitsblatt_Steine bemalen)
   Anmerkung
   – Die Kinder für die Bearbeitung des Auftrages loben und darauf hinweisen, dass die Steine später übergeben werden

4. **Thema „Wertschätzung“**
   Fragen
   ✧ Was versteht ihr unter „Wertschätzung“?
   ✧ Was empfindet ihr als wertschätzend?
   ✧ Was sollte man vermeiden?

   Anmerkung
   – Die Bedeutung des Wortes „Wertschätzung“ kann den Kindern durch die Zusammensetzung des Wortes selbst gut verdeutlicht werden.
   Wertschätzung:
   - Ich schätze deinen Wert.
   - Du bist etwas wert.
   - Du bist etwas Besonderes.

5. Übung

Übung **„Du bist einzigartig“**	*Alter* ab sechs Jahren
Dauer ca. 15 Minuten	*Material* die gesammelten Steine
Ziele • Ausdrücken von Wertschätzung untereinander • Stärkung des Selbstwertes • Lob/Komplimente annehmen können	*Anleitung* • die Kinder erhalten ca. fünf bis zehn Minuten Zeit, um sich zu überlegen, welches persönliche Kompliment sie jedem Gruppemitglied machen können, um ihre Wertschätzung auszudrücken • anschließend überreichen die Kinder einzeln und feierlich ihre Steine und bringen dabei ihre Komplimente vor
Besonderer Hinweis • der Therapeut nennt zum besseren Verständnis einige Beispiele • Kinder bei der Ideenfindung unterstützen • unbedingt darauf achten, dass alle Kinder gleich viele Steine und Komplimente erhalten)	*Variation* • der Therapeut bestimmt, wer als Nächstes an der Reihe ist

6. Thema „Verstärker“

Anmerkung

- gemeinsam mit den Kindern besprechen, dass „Verstärker“ persönliche Gründe sind, sich in einer gewissen Weise zu verhalten
- diese Verstärker können sowohl von außen als auch aus dem eigenen Antrieb kommen

Z. B.: „Wenn ich verlässlich bin und mir meine Mama dadurch vertraut, lässt sie mir mehr Freiheiten, sodass ich z. B. alleine mit dem Fahrrad zu einem Freund fahren darf.“

7. Spezialauftrag

Spezialauftrag **„Interne und externe Verstärker“**	*Beschreibung* „Finde sowohl drei interne als auch drei externe Verstärker, also Gründe, für die es sich lohnt, sich sozial zu verhalten (ehrlich sein, selbstbewusst, aber dabei nicht überheblich, Probleme besprechen statt mit Streit oder Gewalt zu lösen etc.) • Interne Verstärker: z. B. ich möchte ehrlich sein, ich will, dass sich die Leute auf mich verlassen können etc. • Externe Verstärker: z. B. mehr Freiheiten, weniger Stress mit den Eltern etc.“
Ziel • erkennen, dass angemessenes Sozialverhalten Vorteile mit sich bringt	*Material* 9.1. Arbeitsblatt_Interne und externe Verstärker

8. Bewertung Teamziel

9. Verabschiedung

Zehnte Stunde: „Close up“

1. **Begrüßung**

2. **Blitzlichtrunde**
   Therapeut beginnt

3. **Besprechung des Spezialauftrages** (9.1. Arbeitsblatt_Interne und externe Verstärker)
   Anmerkung
   - Wiederholung und Klärung offener Fragen
   - als zusätzliche Motivation können z. B. für jede richtige Antwort kleine Gummibärchen verteilt werden

4. **Austeilung der Urkunden**
   10.1. Arbeitsunterlage_Urkunde SpezialistInnenkurs

   Anmerkung
   - Die Urkunden sollen in einem feierlichen Akt übergeben werden.
   - Die einzelnen TeilnehmerInnen sind dabei aufgefordert, ihre GruppenkollegInnen mit Applaus während der Überreichung zu gratulieren.
   - Zum Abschluss kann gemeinsam mit einem Glas Kindersekt oder Saft auf den erfolgreichen Abschluss angestoßen werden.

5. **Ermittlung des Teamziels**

6. **Belohnungsaktivität für das Teamziel**

7. **Verabschiedung**

14. Tipps für PädagogInnen, TherapeutInnen und Eltern

Für PädagogInnen und TherapeutInnen

Persönliche Kompetenzen

Die Leistung, die eine Gruppe erbringen kann (in ihrer Gesamtheit sowie von jedem einzelnen Teilnehmer/jeder einzelnen Teilnehmerin), hängt maßgeblich von deren Leitung ab.

Die Grundhaltung der TherapeutInnen

- ✧ offener und respektvoller Umgang mit den Problemen, Meinungen und Verhaltensweisen der TeilnehmerInnen
- ✧ Bewusstsein, dass unangepasstes Verhalten des Kindes (sei es von außen her gesehen noch so verquer) bei seinem momentanen sozio-emotionalen Entwicklungsstand seine Berechtigung hat
- ✧ Bewusstsein, dass das „schwierige Verhalten" der Kinder deren gesamte Umgebung belastet; daher für entnervtes Verhalten von Eltern, PädagogInnen etc. Verständnis zeigen
- ✧ Kind nicht vom Gegenteil seiner aktuellen Meinung zu überzeugen versuchen, sondern vielmehr Erfahrungen und Erlebnisse ermöglichen, durch welche das Kind selbst eine neue Sicht auf die Dinge entwickeln kann
- ✧ respektvolle Sprache, d. h., die Probleme des Kindes nicht in dessen Anwesenheit besprechen (Eltern bei Bedarf ebenfalls zu einer wertschätzenden Sprache hinführen)

Für Eltern

Wenige, aber klare Regeln

Im täglichen Umgang mit dem Kind ist es sinnvoll, wenige und klare Regeln einzuführen, um einen weniger reibungsvollen Umgang miteinander zu erreichen.

Ein Zuwenig an Regeln lässt die Kinder Grenzen suchen, denn jedes Kind braucht eine gewisse Struktur, einen festen Halt, etwas, woran es sich orientieren" kann.

Ein Zuviel an Regeln erlaubt es weder dem Kind den entstandenen Dschungel zu durchblicken, noch schaffen es die Eltern immer adäquat zu reagieren.

Es empfiehlt sich, die gegebenen Regeln unter den Bezugspersonen ebenfalls klar zu regeln, denn bei der Erziehung der Kinder ist die „Einheit der Eltern" wichtig. Dies hilft gegen das sogenannte „gegenseitige Ausspielen" durch die Kinder. Zum Beispiel weiß das Kind, wenn Mama Nein sagt, versuche ich es bei Papa, denn der sagt eher Ja. Die Absprache der Eltern zu bestimmten Themen ergibt demnach weniger Diskussionen.

Ein geregelter, strukturierter Tagesablauf

Vor allem Kindern, die unsicher sind oder als „schwierig" gelten, kommt ein geregelter Tagesablauf besonders entgegen, denn ein strukturierter, gleichbleibender Ablauf gibt Sicherheit. Das Kind weiß schon, was als Nächstes kommt, kann sich darauf einstellen und es bedarf keiner „Infragestellung". Neben dieser Struktur des Tagesablaufs empfehlen sich auch strukturierte Hausaufgabenabläufe oder Rituale für das Aufstehen und Schlafengehen. Je klarer die Abläufe geregelt sind, umso weniger Fragen ergeben sich.

Rituale

Gleichbleibende Rituale, zum Beispiel

- Beim Aufstehen: „Wer hat die schönsten Zähne" oder „Wettanziehen" sowie der „Ich bin fertig-Ruf!", vielleicht mit einem Punktesystem gekoppelt, damit es noch spannender wird, regt zum Handeln an und bringt positive Impulse in die Familie, statt Ärger und Streit schon am Morgen.
- Zu Mittag: „Wer kann am längsten, ohne zu sprechen, essen?", „Mein Teller ist im Geschirrspüler-Ralley", vielleicht gibt eine Geschichte oder ein Spiel, bevor es an die Hausaufgaben geht.
- Am Abend: „Duschen-Umziehen-Zähneputzen" – auf Zeit. Wenn das Kind es schafft, in einer halben Stunde diese Punkte zu schaffen, dann gibt es noch eine Gutenachtgeschichte. Dieser Punkt braucht oft Zeit, aber mit Ruhe und Geduld klappt das. Für Kinder ist es wichtig, mit einem positiven Gefühl schlafen zu gehen, deshalb könnte man den Tag nochmals durchsprechen und besonders schöne Punkte hervorheben, zum Beispiel „Das war heute toll-Sätze!" formulieren. Achtung: Negative Verhaltensweisen sollten unmittelbar nach der Situation geklärt werden, derartige „Hoppalas" daher hier jetzt nicht besprechen.

Einbeziehung in die Hausarbeit

Beziehen Sie Ihr Kind ruhig in Hausarbeiten mit ein, auch wenn einmal was kaputt geht, dies bringt Selbstvertrauen, da das Kind merkt, dass ihm Verantwortung übertragen wird. Sie sind keine schlechten Eltern, wenn das Kind zu Hause mithilft, ganz im Gegenteil, wenn jeder etwas macht, bleibt mehr Zeit für andere Dinge, die gemeinsam Spaß machen. Die Familienzeit könnte mit Spielen, Rätseln, Ausflügen etc. gefüllt werden, wo jeder seinen Betrag liefern kann. Übertragen Sie Ihrem Kind die Verantwortung, das eigene Zimmer (beim Geschwisterzimmer seinen Bereich) in Ordnung zu halten (das braucht Übung und kann von klein an gelernt werden). Kinder, die um sich Ordnung erleben, können sich besser konzentrieren, können sich selbst „ordnen" (z. B. gelingt die Speicherung von schulischen Inhalten besser).

Einkaufssituation

Wenn Kinder ständig im Kaufhaus quengeln, dann kann man einen Betrag, also 1 bis 2 € vereinbaren, die zur freien Verfügung stehen, um „eine" Ware in den Einkaufswagen legen zu dürfen. Dies hilft oft, sich unnötige Diskussionen zu ersparen. Soll statt dem Joghurt jetzt doch eine Schokolade in den Wagen, dann schicken Sie das Kind mit dem Joghurt zurück. Erst dann kann es sich über die nächste Errungenschaft freuen. Kinder, die alles immer sofort bekommen, schätzen einzelne Freuden viel weniger. In der modernen Welt kommt das Miteinander oft viel zu kurz. Ein Miteinander, auch das Einbeziehen beim Einkaufen, zum Beispiel: „Bring uns bitte eine Packung Mehl“ oder „Stell dich schon mal bei der Wurst an“, bedeutet weder, dass Sie Ihr Kind ausnutzen, sondern vielmehr, dass Sie Ihrem Kind Verantwortung übertragen und Sie ihm Vertrauen schenken.

15. Danksagung

Wir freuen uns sehr, das nach jahrelanger unermüdlicher Arbeit, durch Erprobung, Überarbeitung und Evaluation entstandene Manual präsentieren zu können.

Bedanken möchten wir uns vor allem bei unseren Familien, welche uns immer wieder Zeit, Kraft und Energie zum Weiterarbeiten geschenkt haben, sowie bei unseren KollegInnen, welche uns mit Ideen und Anregungen zur Seite gestanden sind.

Bedanken möchten wir uns auch bei unserem Fotomodell, Herrn Christoph Pöll, für die ausdrucksstarken Gesichtsausdrücke.

Außerdem möchten wir dem dgvt-Verlag ein großes Dankeschön aussprechen, der sofort eine Zusage verlautete, obwohl das Manual noch aus Einzelteilen und losen Seiten bestand. Er hat an uns geglaubt und die Notwendigkeit und den Nutzen von Trainingsmöglichkeiten im Bereich der sozialen Kompetenzentwicklung bei Kindern und Jugendlichen erkannt.

Das größte Dankeschön gebührt aber den Kindern und Eltern, durch und mit denen dieses Manual entstanden ist und welches durch ihre Anregungen und Evaluationen zu dem wurde, was es jetzt ist.

16. Literaturverzeichnis

Aarts, J. (2007). *Marte Meo-Methode für Schulen. Entwicklungsfördernde Kommunikationsstile von Lehrern. Förderung der Schulfähigkeit von Kindern*. Eindhoven: Aarts Productions.

Aarts, M. (2009). *Marte Meo. Handbuch*. Eindhoven: Aarts Productions.

Dehu, R., Brettner, S. & Freiberger, D. (2015). *Soziale Kompetenz bei Kindern und Jugendlichen: eine Einführung für Eltern, PädagogInnen und TherapeutInnen*. Wiesbaden: Essentials – Springer.

Döpfner, M., Schlüter, S. & Rey, E.-R. (1981). Evaluation eines sozialen Kompetenztrainings für selbstunsichere Kinder im Alter von neun bis zwölf Jahren – ein Therapievergleich. *Zeitschrift für Kinder- und Jugendpsychiatrie, 9,* 233–252.

Essau, C.A. (2003). *Angst bei Kindern und Jugendlichen*. München: Reinhardt.

Fröhlich-Gildhof K. (2007). *Verhaltensauffälligkeiten bei Kindern und Jugendlichen: Ursachen, Erscheinungsformen und Antworten* (1. Aufl.). Stuttgart: Kohlhammer.

Hinsch, R. & Pfingsten, U. (2007). *Gruppentraining sozialer Kompetenzen* (5. Aufl.). Weinheim, Basel: Beltz.

Neudeck, P. & Mühlig, S. (2013). *Therapie-Tools Verhaltenstherapie: Therapieplanung, Probatorik, Verhaltensanalyse* (1. Aufl.). Weinheim, Basel: Beltz.

Petermann, F., Koglin U., Natzke, H. & Marées, N. von (2007). *Verhaltenstraining in der Grundschule*. Göttingen: Hogrefe.

Petermann, F. & Petermann, U. (2010). *Training mit Jugendlichen – Aufbau von Arbeits- und Sozialverhalten* (9., überarb. Aufl.). Göttingen: Hogrefe.

Petermann, F. & Petermann, U. (2010). *Training mit sozial unsicheren Kindern* (10., überarb. Aufl.). Weinheim, Basel: Beltz.

Petermann, F. & Petermann, U. (2012). *Training mit aggressiven Kindern* (13., vollst. überarb. Aufl.). Weinheim: Beltz.

Petermann, F. & Petermann, U. (2013). *Kinder- und Jugendlichen-Psychotherapie* (1. Aufl.). Weinheim, Basel: Beltz.

Petermann, F. & Kullik, A. (2011). Frühe Emotionsdysregulation. Ein Indikator für psychische Störungen im Kindesalter? *Kindheit und Entwicklung, 20,* 186–196.

Petermann, U. (1992). *Sozialverhalten bei Grundschülern und Jugendlichen* (2. korrigierte Aufl.). Frankfurt: Lang.

Schmid, M.H. (2008). Interaktionsstörungen. In F. Petermann (Hrsg.), *Lehrbuch der Klinischen Kinderpsychologie* (6., vollst. überarb. Aufl.). Göttingen: Hogrefe.

Seligman, M.E.P. (2004). *Erlernte Hilflosigkeit* (5., erw. Aufl.). Weinheim: Beltz.

17. Anhang

1. Anamnesebogen
2. Evaluationsbogen
3. Übersicht Arbeitsmaterial
4. Arbeitsblätter und Unterlagen
   - Erster Block
   - Zweiter Block
   - Dritter Block
5. Zusatzmaterial
   - Kennenlernspiele
   - Grüne Karten
   - Wetterkarten
   - Gesichtsausdrücke
   - Gefühle
   - Alltagssituationen
   - Konfliktsituationen
   - Aussagen Respekt
   - Alltagssituationen Kontaktaufnahme
   - Zimmer der Wut

1. Anamnesebogen

Allgemeine Daten

Vor-, Nachname: ....

Geburtsdatum: ....

Alter: ....

Wohnverhältnisse: ....

Telefonnummer: ....

E-Mail: ....

Name Mutter: ....

Geburtsdatum Mutter: ....

Beruf Mutter: ....

Name Vater: ....

Geburtsdatum Vater: ....

Beruf Vater: ....

Familienstand Eltern: ....

Geschwister: ....

Sonstige Bezugspersonen: ....

Medizinische Anamnese

Diagnose ....

Indikation (= aktuelle Problembeschreibung) ....

Zuweisung durch: ....

Krankenkasse ....

Krankheitsverlauf: ....

Psychosomatische Probleme: ....

Medikamente: ....

Compliance: ....

Bisherige Therapien/Sonstige Förderungen: ....

Sonstiges ....

Entwicklung

1. Schwangerschaft ....

2. Geburt ....

3. Kindliche Entwicklung ....

4. Soziale Entwicklung ....

5. Hobbies/Interessen ....

6. Erziehungsverhalten ....

7. Sonstiges ....

Bildung

Bisherige Bildung ....

Aktuelle Bildung: ....

Ansprechperson Schule: ....

Verhältnis Kind/Lehrer: ....

....

Verhältnis Kind/Schüler: ....

Sonstiges ....

Sonstiges

2. Evaluationsbogen

Name:

Datum:

☐ Erstbefund ☐ 1. Evaluation ☐ 2. Evaluation

Liebe Eltern!
Für eine optimale Förderung Ihres Kindes ist die Erhebung und laufende Reflexion einiger Informationen wichtig! Bitte bewerten Sie die unten angeführten Fragen von 0 (trifft gar nicht zu) bis 10 (trifft voll zu) gemäß Ihrer Einschätzung!

Herzlichen Dank für Ihre Mitarbeit!

Frage 1
Ist Ihr Kind frei von psychosomatischen Problemen (z. B. Kopfschmerzen, Bauchschmerzen, Übelkeit etc.)?

0 ☐ 1 ☐ 2 ☐ 3 ☐ 4 ☐ 5 ☐ 6 ☐ 7 ☐ 8 ☐ 9 ☐ 10 ☐

Frage 2
Kann Ihr Kind bei sich selbst Angst, Wut, Enttäuschung wahrnehmen bzw. benennen?

0 ☐ 1 ☐ 2 ☐ 3 ☐ 4 ☐ 5 ☐ 6 ☐ 7 ☐ 8 ☐ 9 ☐ 10 ☐

Frage 3
Kann Ihr Kind bei anderen Angst, Wut, Enttäuschung wahrnehmen?

0 ☐ 1 ☐ 2 ☐ 3 ☐ 4 ☐ 5 ☐ 6 ☐ 7 ☐ 8 ☐ 9 ☐ 10 ☐

Frage 4
Kann Ihr Kind Wünsche und Bedürfnisse angemessen äußern?

0 ☐ 1 ☐ 2 ☐ 3 ☐ 4 ☐ 5 ☐ 6 ☐ 7 ☐ 8 ☐ 9 ☐ 10 ☐

Frage 5
Ist Ihr Kind selbstbewusst? Bitte zutreffende Punkte ankreuzen

- aufrechte Körperhaltung ☐
- sucht und hält Blickkontakt ☐
- spricht klar und deutlich ☐
- zeigt keine Anzeichen von Nervosität ☐
  (z. B. herumzappeln, herumnesteln)
- geht von sich aus auf andere zu ☐

Frage 6

Kann Ihr Kind seine eigenen sozialen Interaktionen realistisch einschätzen?

0 ☐ 1 ☐ 2 ☐ 3 ☐ 4 ☐ 5 ☐ 6 ☐ 7 ☐ 8 ☐ 9 ☐ 10 ☐

Frage 7

Kann Ihr Kind das Verhalten der anderen realistisch einschätzen?

0 ☐ 1 ☐ 2 ☐ 3 ☐ 4 ☐ 5 ☐ 6 ☐ 7 ☐ 8 ☐ 9 ☐ 10 ☐

Frage 8

Verhält sich das Kind anderen gegenüber wertschätzend?

0 ☐ 1 ☐ 2 ☐ 3 ☐ 4 ☐ 5 ☐ 6 ☐ 7 ☐ 8 ☐ 9 ☐ 10 ☐

Frage 9

Hat Ihr Kind ein positives Selbstbild?

0 ☐ 1 ☐ 2 ☐ 3 ☐ 4 ☐ 5 ☐ 6 ☐ 7 ☐ 8 ☐ 9 ☐ 10 ☐

Frage 10

Kann Ihr Kind seine Bedürfnisse adäquat verteidigen (Grenzen setzen)?

0 ☐ 1 ☐ 2 ☐ 3 ☐ 4 ☐ 5 ☐ 6 ☐ 7 ☐ 8 ☐ 9 ☐ 10 ☐

Frage 11

Wie geht Ihr Kind mit Konfliktsituationen um? Bitte zutreffende Punkte ankreuzen

bleibt ruhig (verbal, körperlich)	☐
hört zu	☐
lässt andere aussprechen	☐
spricht klar und deutlich	☐
teilt selbst seine Gefühle mit	☐

Frage 12

Kann Ihr Kind ohne Medien (Fernseher, Handy, Tablett) zur Ruhe kommen?

0 ☐ 1 ☐ 2 ☐ 3 ☐ 4 ☐ 5 ☐ 6 ☐ 7 ☐ 8 ☐ 9 ☐ 10 ☐

Frage 13

Pflegt Ihr Kind konstante Freundschaften?

0 ☐ 1 ☐ 2 ☐ 3 ☐ 4 ☐ 5 ☐ 6 ☐ 7 ☐ 8 ☐ 9 ☐ 10 ☐

Frage 14

Kann Ihr Kind seine Freunde mit anderen teilen?

0 ☐ 1 ☐ 2 ☐ 3 ☐ 4 ☐ 5 ☐ 6 ☐ 7 ☐ 8 ☐ 9 ☐ 10 ☐

Frage 15

Findet und hält Ihr Kind seine Freunde ohne „Bestechung“ (Geschenke, besondere Privilegien)?

0 ☐ 1 ☐ 2 ☐ 3 ☐ 4 ☐ 5 ☐ 6 ☐ 7 ☐ 8 ☐ 9 ☐ 10 ☐

Frage 16

Sucht Ihr Kind von sich aus Kontakt zu Gleichaltrigen?

0 ☐ 1 ☐ 2 ☐ 3 ☐ 4 ☐ 5 ☐ 6 ☐ 7 ☐ 8 ☐ 9 ☐ 10 ☐

Frage 17

Kann Ihr Kind Frustration aushalten?

0 ☐ 1 ☐ 2 ☐ 3 ☐ 4 ☐ 5 ☐ 6 ☐ 7 ☐ 8 ☐ 9 ☐ 10 ☐

Frage 18

Kann Ihr Kind seine Wünsche oder Bedürfnisse kurzzeitig zurückstellen (z. B. abwarten)?

0 ☐ 1 ☐ 2 ☐ 3 ☐ 4 ☐ 5 ☐ 6 ☐ 7 ☐ 8 ☐ 9 ☐ 10 ☐

Frage 19

Kann Ihr Kind seine Wut unter Kontrolle halten?

0 ☐ 1 ☐ 2 ☐ 3 ☐ 4 ☐ 5 ☐ 6 ☐ 7 ☐ 8 ☐ 9 ☐ 10 ☐

Frage 20

Teilt Ihr Kind seinen Ärger oder seine Frustration angemessen mit?

0 ☐ 1 ☐ 2 ☐ 3 ☐ 4 ☐ 5 ☐ 6 ☐ 7 ☐ 8 ☐ 9 ☐ 10 ☐

3. Übersicht Arbeitsmaterial

Erster Block

Material bereits vorbereitet in der Mappe

1. Stunde	
Gruppenteil	1.1. Arbeitsunterlage_Deckblatt 1.2. Arbeitsunterlage_Termine 1.3. Arbeitsunterlage_Gruppenregeln 1.4. Arbeitsunterlage_Vertrag

Weiteres Material (wird während der Einheit ausgeteilt)

1. Stunde	
10. Teamauftrag	1.5. Arbeitsunterlage_Zielekatalog 1.6. Arbeitsblatt_Zielsetzung
2. Stunde	
9. Besprechung der Kommunikationsregeln	2.1. Arbeitsunterlage_Kommunikationsregeln
10. Spezialauftrag	2.2. Arbeitsblatt_Vertrauen gewinnen
3. Stunde	
8. Spezialauftrag	3.1. Arbeitsblatt_Vertrauen zurückgewinnen
4. Stunde	
4. Austeilung der Arbeitsunterlage	4.1. Arbeitsunterlage_Zusammenfassung Vertrauen
6. Austeilung des Arbeitsblattes	4.2. Arbeitsblatt_Gefühlsliste
8. Spezialauftrag	4.3. Arbeitsblatt_Gefühlsdetektiv

5. Stunde	
7. Teamauftrag	5.1. Arbeitsblatt_Meine Gefühle
6. Stunde	
7. Teamauftrag	6.1. Arbeitsblatt_Mitgefühl
7. Stunde	
5. Spezialauftrag	7.1. Arbeitsblatt_Gefühle die ich mag/nicht mag
8. Stunde	
5. Spezialauftrag	8.1. Arbeitsblatt_Zeichnung
9. Stunde	
4. Thema „Ich- und Du-Botschaften“	9.1. Arbeitsunterlage_Ich- und Du-Botschaften“
7. Teamauftrag	9.2. Arbeitsblatt_Ich-Botschaften“
10. Stunde	
5. Austeilung der Urkunden	10.1. Arbeitsunterlage_Urkunde Basiskurs

Zweiter Block

1. Stunde	
5. Teamauftrag	1.1. Arbeitsblatt_Interview Selbstbewusstsein
2. Stunde	
5. Austeilung der Arbeitsunterlage	2.1. Arbeitsunterlage_Selbstbewusstsein
6. Spezialauftrag	2.2. Arbeitsblatt_Das bin ich
3. Stunde	
7. Spezialauftrag	3.1. Arbeitsblatt_Das bin ich und das bist du
4. Stunde	
7. Teamauftrag	4.1. Arbeitsblatt_Respekt
5. Stunde	
8. Spezialauftrag	5.1. Arbeitsblatt_Wie respektiere ich mich selbst?

6. Stunde	
7. Spezialauftrag	6.1. Arbeitsblatt_Persönliche Grenzen
7. Stunde	
5. Austeilung der Arbeitsunterlage	7.1. Arbeitsunterlage_Soziale Strategien
7. Teamauftrag	7.2. Arbeitsblatt_Konfliktmanagement
8. Stunde	
6. Teamauftrag	8.1. Arbeitsblatt_Verhalten wirkt sich aus
9. Stunde	
6. Spezialauftrag	9.1. Arbeitsblatt_Ruhig werden
10. Stunde	
4. Übung	10.1. Arbeitsblatt_Ich bin einzigartig
5. Austeilung der Urkunden	10.2. Arbeitsunterlage_Urkunde Fortgeschrittenenkurs

Dritter Block

1. Stunde	
7. Teamauftrag	1.1. Arbeitsblatt_Was ich noch an mir verbessern möchte
2. Stunde	
7. Spezialauftrag	2.1. Arbeitsblatt_Freundschaft
3. Stunde	
6. Teamauftrag	3.1. Arbeitsblatt_Freundschaftsanalyse
4. Stunde	
6. Teamauftrag	4.1. Arbeitsblatt_Wer ist gemeint?
5. Stunde	
7. Teamauftrag	5.1. Arbeitsblatt_Selbst-/Fremdwahrnehmung

6. Stunde	
6. Teamauftrag	6.1. Arbeitsblatt_Kontaktaufnahme
7. Stunde	
4. Analyse des Konfliktgesprächs	7.1. Arbeitsblatt_Streit in der Pause
7. Teamauftrag	7.2. Arbeitsblatt_Wut
8. Stunde	
8. Spezialauftrag	8.1. Arbeitsblatt_Steine bemalen
9. Stunde	
7. Spezialauftrag	9.1. Arbeitsblatt_Interne und externe Verstärker
10. Stunde	
4. Austeilung der Urkunden	10.1. Arbeitsunterlage_Urkunde SpezialistInnenkurs

1.1. Arbeitsunterlage: Deckblatt

Gruppentraining sozialer Kompetenzen für Kinder und Jugendliche

Ein Arbeitsmanual

Bewahre das Feuer in dir

Trau dich, anders zu sein

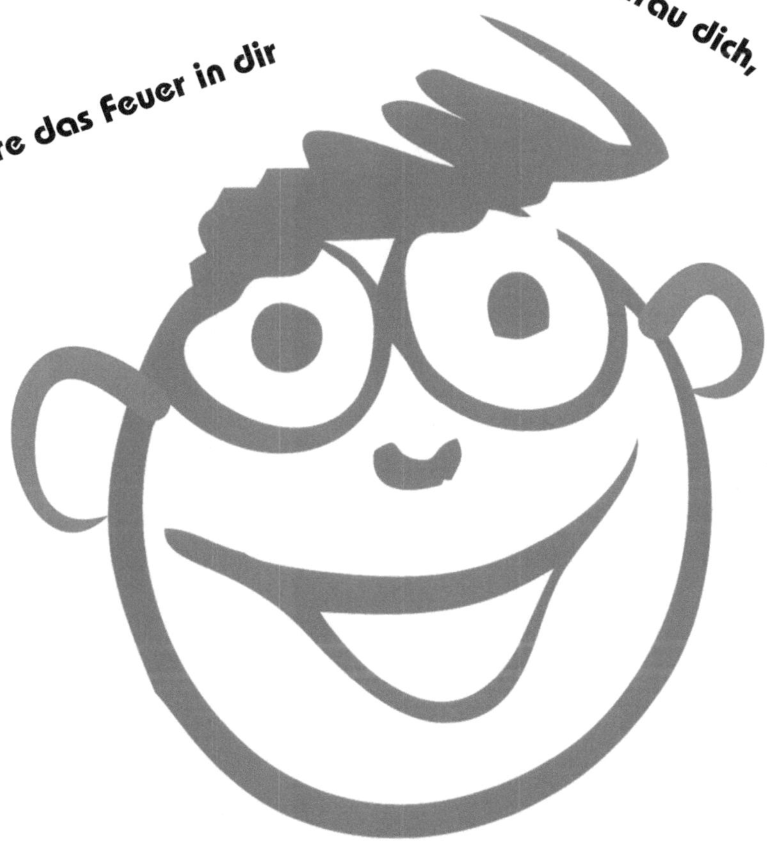

Zeige dich stolz und aufrecht

Geh wertschätzend mit dir und anderen um

1.2. Arbeitsunterlage: Termine

Termin	Datum	Zeit

Termin	Datum	Zeit

Sollte Ihr Kind aufgrund von Krankheit oder einem anderen Ereignis einmal nicht an der Gruppe teilnehmen können, ersuche ich Sie, Ihr Kind dazu anzuregen, den Termin selbst abzusagen.

Zu diesem Zweck erhalten die Kinder sogenannte „Notfallkarten“ (= Visitenkarten) mit meiner Telefonnummer ____________________

Wenn es Ihrem Kind aufgrund der Erkrankung nicht möglich ist bzw. es vergisst, so bitte ich Sie, den Termin so früh als möglich abzusagen.

1.3. Arbeitsunterlage: Gruppenregeln

- Wir kommen pünktlich zur Gruppenstunde.
- Es spricht immer nur einer, die anderen hören zu.
- Wir versuchen einander zu helfen und uns gegenseitig zu unterstützen.
- Wenn wir um den Tisch sitzen, bleiben wir ruhig auf unserem Stuhl sitzen.
- Wir stellen keine unnötigen Fragen und erzählen keine Geschichten, die nicht zur Situation bzw. zum Thema passen.

1.4. Arbeitsunterlage: Vertrag

Hiermit verpflichtet sich

____

regelmäßig am Training teilzunehmen.

Das bedeutet,

1) sich an die Gruppenregeln zu halten und

2) die Spezial-/Teamaufträge auszuführen.

________________	_____________________	_______________________
Datum, Ort	Unterschrift der/s TrainerIn	Unterschrift des Kindes

1.5. Arbeitsunterlage: Zielekatalog

Teamauftrag

Beispiele für persönliche Ziele:

- ✧ Ich möchte besser mit meinen Eltern auskommen.
- ✧ Ich möchte besser mit meinen Geschwistern auskommen.
- ✧ Ich möchte besser mit meinen Klassenkameraden auskommen.
- ✧ Ich möchte lernen, mich in der Schule richtig zu verhalten, damit es zu weniger Auseinandersetzungen mit meinen Lehrern und meinen Mitschülern kommt.
- ✧ Ich möchte Streit besser lösen können (ohne zu schimpfen, zu schreien, zu schlagen ...).
- ✧ Ich möchte lernen, mit meiner Wut besser umzugehen.
- ✧ Ich möchte mehr auf die Gefühle von anderen Menschen achten, um mit ihnen besser auszukommen.
- ✧ Ich möchte selbstbewusster sein und auch so auftreten.
- ✧ Ich möchte mutiger werden.
- ✧ Ich möchte lernen, wie ich richtig auf andere zugehe.
- ✧ Ich möchte lernen, mein Verhalten so zu ändern, dass ich leichter Freunde finde.
- ✧ Ich möchte lernen, echte von falschen Freunden unterscheiden zu können.
- ✧ Ich möchte lernen, was in einer guten Freundschaft wichtig ist.
- ✧ Ich möchte lernen durchzuhalten und an einer Sache dranzubleiben.
- ✧ Ich möchte zuerst nachdenken und dann reden bzw. handeln.
- ✧ Ich möchte lernen abzuwarten, bis ich an der Reihe bin.

1.6. Arbeitsblatt: Zielsetzung

Teamauftrag

Persönliches Ziel:

....

....

....

Teilziele:

✧ ....

✧ ....

✧ ....

Beispiel:
Persönliches Ziel: Ich möchte besser mit meinen Eltern auskommen.

Teilziele:

✧ in Konfliktsituationen ruhig bleiben

✧ mich in meine Eltern hineinversetzen, d. h., versuchen zu verstehen, wie sie sich fühlen, was sie denken, wenn wir miteinander streiten

✧ zugeben, wenn ich einen Fehler gemacht habe

Name:

2.1. Arbeitsunterlage: Kommunikationsregeln

- ✧ Ich spreche laut, aber schreie nicht.
- ✧ Ich spreche deutlich.
- ✧ Ich spreche langsam.
- ✧ Ich lassen den anderen aussprechen.
- ✧ Ich höre gut zu.
- ✧ Ich halte Blickkontakt.

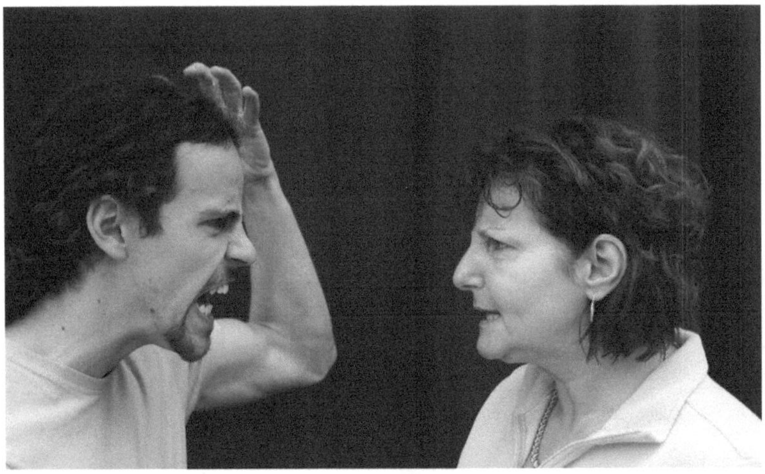

Zwei Personen, die streiten.
So bitte nicht!

Zwei Personen, die freundlich miteinander reden.

So ist es richtig!

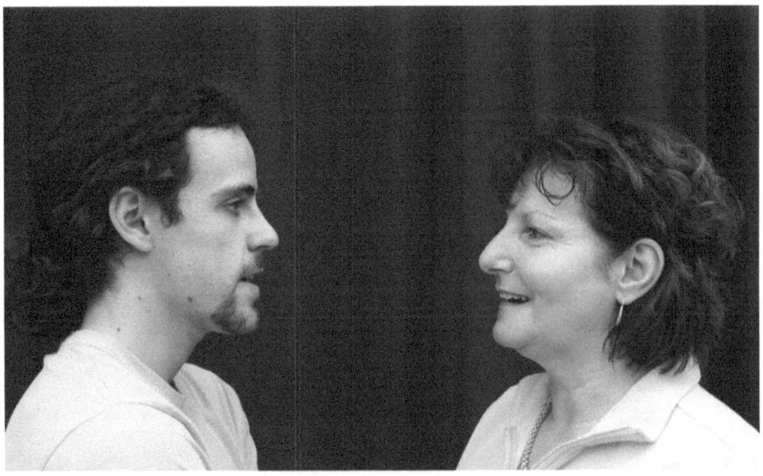

2.2. Arbeitsblatt: Vertrauen gewinnen

Spezialauftrag: Wann vertraut man jemand anderen?

er/sie hört zu

man fühlt sich sicher

man kann mit seinen
Problemen immer kommen

ich weiß nie, ob er/sie zu
vereinbarten Terminen kommt

er/sie erzählt vertrauliche
Dinge weiter

er/sie unterbricht mich

er/sie ist immer
für einen da

er/sie behält Geheimnisse
für sich

er/sie beginnt von seinen/ihren
Problemen zu reden, wenn ich gerade über meines spreche

Kreise die richtigen Sätze mit einem Stift ein.

Name:

3.1. Arbeitsblatt: Vertrauen zurückgewinnen

Spezialauftrag: Was kann man alles tun?

den anderen/die andere auslachen

so tun, als ob nie etwas geschehen wäre

um Verzeihung bitten

trotzig sein

dem/der anderen Zeit geben, einem wieder zu vertrauen

nichts zugeben

Vorwürfe machen

zugeben, dass man etwas falsch gemacht hat

sich entschuldigen

ehrlich sein

sich bemühen, den Fehler nicht zu wiederholen

Kreise die richtigen Sätze mit einem Stift ein.

Name:

4.1. Arbeitsunterlage: Zusammenfassung Vertrauen

Was muss ich tun, damit mir der andere vertraut bzw. um Vertrauen wieder zurückzugewinnen?

Die folgenden Sätze waren richtig:

- Man fühlt sich sicher.
- Man kann mit seinen Problemen immer kommen.
- Er/Sie hört zu.
- Er/Sie ist immer für einen da.
- Er/Sie behält Geheimnisse für sich.

… so gewinne ich das Vertrauen von jemandem anderen.

- sich entschuldigen
- um Verzeihung bitten
- zugeben, dass man etwas falsch gemacht hat
- ehrlich sein
- dem/der anderen Zeit geben, einem wieder zu vertrauen
- sich bemühen, den Fehler nicht zu wiederholen

… so gewinne ich das Vertrauen wieder zurück.

4.2. Arbeitsblatt: Gefühlsliste

- ✧ wütend
- ✧ freudig
- ✧ traurig
- ✧ stolz
- ✧ fad
- ✧ ängstlich
- ✧ einsam
- ✧ schüchtern
- ✧ mutig
- ✧ neidisch
- ✧ misstrauisch
- ✧ schlechtes Gewissen haben
- ✧ liebend
- ✧ vertrauend
- ✧ beleidigt
- ✧ selbstbewusst
- ✧ zu vertrauensselig
- ✧ glücklich
- ✧ ehrgeizig
- ✧ sich im Stich gelassen fühlen

Markiere positive Gefühle mit einem grünen Stift, neutrale Gefühle mit einem blauen Stift und negative Gefühle mit einem roten Stift!

Name:

4.3. Arbeitsblatt: Gefühlsdetektiv

Spezialauftrag: Beobachte die Leute in deiner Umgebung und finde heraus …

Wenn jemand glücklich ist? (Bei welchen Gelegenheiten?)

....

....

Woran hast du das bei dieser Person erkannt? (Daran, was diese Person gesagt hat, wie sie es gesagt hat, an der Körpersprache, am Gesichtsausdruck, daran was sie gemacht hat, etc.)

....

....

Wenn jemand ärgerlich oder traurig ist …

....

....

Woran hast du das bei dieser Person erkannt? (Was hat sie gesagt, wie hat sie es gesagt, mit welchem Gesichtsausdruck, an der Körpersprache, was sie gemacht hat etc.?)

....

....

Name:

5.1. Arbeitsblatt: Meine Gefühle

Teamauftrag: Ich möchte lernen, meine eigenen Gefühle richtig zu spüren

Situation 1: Ich ärgere mich oder bin wütend

Wo? ....

Wer war dabei? ....

Worum ging es? ....

Situation 2: Ich bin traurig oder enttäuscht.

Wo? ....

Wer war dabei? ....

Worum ging es? ....

Situation 3: Ich bin einsam oder fühle mich abgelehnt.

Wo? ....

Wer war dabei? ....

Worum ging es? ....

Situation 4: Ich bin glücklich oder dankbar.

Wo? ....

Wer war dabei? ....

Worum ging es? ....

Name:

6.1. Arbeitsblatt: Mitgefühl

Teamauftrag: Ich möchte lernen, die Gefühle anderer richtig wahrzunehmen

Situation 1: Jemand ärgert sich oder ist wütend.

Wo? ....

Wer war dabei? ....

Worum ging es? ....

Was hat sich die andere Person in dieser Situation gedacht? ....

Situation 2: Jemand ist traurig oder enttäuscht.

Wo? ....

Wer war dabei? ....

Worum ging es? ....

Was hat sich die andere Person in dieser Situation gedacht? ....

Situation 3: Jemand fühlt sich einsam oder abgelehnt.

Wo? ....

Wer war dabei? ....

Worum ging es? ....

Was hat sich die andere Person in dieser Situation gedacht? ....

Situation 4: Jemand ist glücklich oder dankbar.

Wo? ....

Wer war dabei? ....

Worum ging es? ....

Was hat sich die andere Person in dieser Situation gedacht? ....

Name:

7.1. Arbeitsblatt: Gefühle, die ich mag/nicht mag

Spezialauftrag

- ✧ wütend
- ✧ freudig
- ✧ traurig
- ✧ stolz
- ✧ fad
- ✧ ängstlich
- ✧ einsam
- ✧ schüchtern
- ✧ mutig
- ✧ neidisch
- ✧ misstrauisch
- ✧ schlechtes Gewissen haben
- ✧ liebend
- ✧ vertrauend
- ✧ beleidigt
- ✧ selbstbewusst
- ✧ vertrauensselig
- ✧ glücklich
- ✧ ehrgeizig
- ✧ sich im Stich gelassen fühlen

Kreise die Gefühle, die du magst, grün, Gefühle, die du nicht magst, rot und Gefühle, die du nicht kennst, schwarz ein.

Überlege, in welchen Situationen, du dich schon mal so gefühlt hast.

Name:

8.1. Arbeitsblatt: Zeichnung

Spezialauftrag

Zeichne ein Gefühl aus dieser Einheit.

Name:

9.1. Arbeitsunterlage: Ich- und Du-Botschaften

Ich-Botschaften:
Sie beginnen mit ICH oder haben im Satz ein MICH oder MIR
+ ein Wort, das dein Gefühl beschreibt.

Beispiele:
Ich mag es nicht, wenn du mich schubst.
Mir geht es auf den Keks, wenn du ständig zu spät kommst.

Du-Botschaften:
Sie beginnen meist mit DU und sind nur Vorwürfe
oder Beschuldigungen.

Beispiele:
Wenn du nicht gleich aufhörst zu schubsen, dann ...
Kannst du nicht einmal pünktlich kommen? Du bist so blöd!

Wofür braucht man das?
Mein Gegenüber soll wissen, wie es mir mit dem, was er/sie gesagt oder getan hat, geht. Ich-Botschaften beschreiben somit die eigenen Gefühle und den Grund, warum ich mich so fühle.

Ich-Botschaften werden viele besser verstanden als Du-Botschaften!

9.2. Arbeitsblatt: Ich-Botschaften

Teamauftrag

Formuliere während der nächsten Woche dreimal eine Ich-Botschaft (wenn du also z.B. einem anderen etwas Unangenehmes sagen musst) in einem Gespräch.

Bedenke dabei die Grundregeln:

- ✧ ICH, MICH, MIR + eigenes Gefühl in Bezug auf die Situation. Z.B.: „Mich nervt es, wenn du meine Sachen nimmst, ohne zu fragen!"
- ✧ Achte dabei auch auf einen angemessenen Tonfall.

Erzähle einem Erwachsenen anschließend die Situation möglichst Wort für Wort und bitte ihn wortwörtlich aufzuschreiben, was du gesagt hast.

1. Situation: ....

....

....

....

2. Situation: ....

....

....

....

3. Situation: ....

....

....

....

Name:

10.1. Arbeitsunterlage: Urkunde Basiskurs

Urkunde

____

hat erfolgreich am Basiskurs

„Soziales Kompetenztraining“

teilgenommen.

Du bist nun ein/e MeisterIn

der eigenen Gefühle!

____

Datum, Unterschrift der/s TrainerIn

1.1. Arbeitsblatt: Interview Selbstbewusstsein

Teamauftrag

Befrage drei Personen zum Thema „Selbstbewusstsein". Besprich ihre Antworten anschließend mit einem Erwachsenen. Er/sie kann sie für dich aufschreiben.

Erste Frage: Was ist für dich Selbstbewusstsein?

1. Person: ....

....

2. Person: ....

....

3. Person: ....

....

Zweite Frage: Wie zeigst du das?

1. Person: ....

....

....

2. Person: ....

....

....

3. Person: ....

....

....

Name:

2.1. Arbeitsunterlage: Selbstbewusstsein

Was heißt denn eigentlich Selbstbewusstsein?

Das ist die Überzeugung von der eigenen Person und den eigenen Fähigkeiten.
Was ist dabei wichtig?

- ✧ Denke an das, was du gut kannst.
- ✧ Mache Dinge, die dir Spaß machen oder von denen du weißt, dass du sie gut kannst.
- ✧ Akzeptiere aber auch die Dinge, die du nicht so gut kannst.
- ✧ Denke positiv.
- ✧ Umgib dich mit Menschen, die du gerne magst und die dich stärken.

Wie zeige ich Selbstbewusstsein?

- ✧ Steh und geh gerade (aufrechte Körperhaltung).
- ✧ Nimm und halte Blickkontakt.
- ✧ Sprich laut und deutlich, schreie aber nicht.
- ✧ Sag, was du gerne hättest, sei dabei höflich, aber bestimmt.
- ✧ Achte auf eine normal laute, feste und ausdrucksstarke Stimme.
- ✧ Kein Herumzappeln, nervöses Spielen mit den Fingern usw.

2.2. Arbeitsblatt: Das bin ich

Spezialauftrag

Nimm beim nächsten Mal eine Tasche mit Dingen mit, die dich ausmachen oder dir wichtig sind. In der Tasche kann alles Mögliche sein, z. B. ein Foto, eine Kinokarte oder was auch immer. Das nächste Mal stellst du uns die Dinge kurz vor und beschreibst, warum sie dir wichtig sind.

Hier hast du noch Platz jene Dinge aufzuzeichnen, die so nicht in die Tasche passen, weil sie zu groß oder zu schwer sind:

Name:

3.1. Arbeitsblatt: Das bin ich und das bist du

Spezialauftrag

Gestalte bis zur nächsten Stunde ein Bild, auf dem du die Unterschiede zwischen dir und deinem Freund, dir und deiner Schwester/deinem Bruder etc. beschreibst. Du kannst das Bild ganz nach deinen Vorstellungen gestalten, indem du schreibst, malst, Fotos aufklebst, aus Zeitschriften ausschneidest und aufklebst etc.

Das nächste Mal erklärst du dann die Unterschiede.

Name:

4.1. Arbeitsblatt: Respekt

Teamauftrag

Um mit unseren Gemeinsamkeiten, aber vor allem mit unseren Unterschieden umgehen zu können, ist es wichtig, dass wir Respekt voreinander haben.
Befrage drei Personen zum Thema „Respekt". Besprich ihre Antworten anschließend mit einem Erwachsenen. Er/sie kann sie für dich aufschreiben.

Erste Frage: Was bedeutet Respekt?

Person 1: ....

....

Person 2: ....

....

Person 3: ....

....

Zweite Frage: Wie kann man einer Person zeigen, dass man sie respektiert?

Person 1: ....

....

Person 2: ....

....

Person 3: ....

....

Name:

5.1. Arbeitsblatt: Wie respektiere ich mich selbst?

Spezialauftrag

Um andere respektieren zu können, ist es wichtig, dass wir uns selbst gut kennen und zu dem, was wir denken und fühlen, stehen.
Das heißt, dass wir uns selbst respektieren!

Berichte, wie du dich selbst respektierst, indem du die folgenden Sätze vervollständigst:

Körper:
Ich achte auf meinen Körper, indem ich ....

....

Verstand:
Ich achte auf meinen Verstand, indem ich ....

....

Gefühle:
Ich drücke meine Gefühle aus, indem ich ....

....

Ich baue Stress ab, indem ich ....

....

Ich verschaffe mir Glücksgefühle, indem ich ....

....

Verhalten:
Meine guten Angewohnheiten sind ....

....

Name:

6.1. Arbeitsblatt: Persönliche Grenzen

Spezialauftrag

Mit folgenden Fragen kannst du herausfinden, wo deine persönlichen Grenzen liegen:

Was geht mir persönlich zu weit?

....

....

Wodurch fühle ich mich von anderen Menschen bedrängt oder überrumpelt?

....

....

Wann habe ich das Gefühl, mich verteidigen zu müssen?

....

....

In welchen Situationen fühle ich mich hinterher schlecht, weil ich etwas getan habe, was ich eigentlich gar nicht wollte?

....

....

Name:

7.1. Arbeitsunterlage: Soziale Strategien

Welche sozialen Strategien sind in Alltagssituationen hilfreich?

1. Gefühle vermitteln
Wie? Mittels „Ich-Botschaften".

Was ist dabei wichtig? Sie beginnen mit ICH, MICH oder MIR und beschreiben das Gefühl in Bezug auf die Situation.
Beispiel: „Ich bin enttäuscht, dass du schon wieder zu spät bist."

2. Grenzübertritt/Angriff
Wie? Mittels klarer und deutlicher Aussage.

Was ist dabei wichtig? Ein selbstbewusstes, höfliches, aber bestimmtes Auftreten.
Beispiel: „Hör auf! Ich will das nicht. Lass mich in Ruhe!"

3. Wünsche/Bedürfnisse äußern
Wie? Mittels klarer und deutlicher Aussage.

Was ist dabei wichtig? Formuliere keine Fragen, sondern einen aussagekräftigen Satz.
Beispiel: „Ich möchte, dass du das aufhebst."

7.2. Arbeitsblatt: Konfliktmanagement

Teamauftrag

Beschreibe zwei Alltagssituationen aus mindestens zwei unterschiedlichen Bereichen:

Situation 1: ....

Worum ging es? ....

....

Wie hast du reagiert? ....

....

Um welchen Bereich handelt es sich? Kreuze das Passende an.

Gefühle vermitteln ☐
Grenzübertritt/Angriff ☐
Wünsche/Bedürfnisse äußern ☐

Situation 2: ....

Worum ging es? ....

....

Wie hast du reagiert? ....

....

Um welchen Bereich handelt es sich? Kreuze das Passende an.

Gefühle vermitteln ☐
Grenzübertritt/Angriff ☐
Wünsche/Bedürfnisse äußern ☐

Name:

8.1. Arbeitsblatt: Verhalten wirkt sich aus

Teamauftrag

Besprich mit einem Erwachsenen, wie dein Verhalten sich schon einmal *positiv* oder *negativ* auf das Verhalten eines anderen ausgewirkt hat.
Beantworte darüber hinaus folgende Fragen:

Was hast du richtig gemacht?

....

....

....

....

....

....

Was könntest du das nächste Mal besser machen?

....

....

....

....

....

....

Name:

9.1. Arbeitsblatt: Ruhig werden

Spezialauftrag

Was ist Entspannung?

....

....

....

....

....

....

....

....

Was machst du alles, um ruhig zu werden, um wieder „runterzukommen“, wenn du dich aufgeregt hast?

....

....

....

....

....

....

....

....

Name:

10.1. Arbeitsblatt: Ich bin einzigartig

Spezialauftrag

Ich bin einzigartig aus folgenden Gründen:

✧ Du kannst mich an .... erkennen.

✧ Ich kann besonders gut ....

....

✧ Wenn ich alleine bin, spiele ich am liebsten ....

....

....

✧ Ich esse gerne ....

....

✧ Meine Freunde sagen, ich bin gut in ....

....

✧ Ich mag es nicht, wenn Leute ....

....

✧ Ich bin einzigartig, weil ....

....

....

Name:

10.2. Arbeitsunterlage: Urkunde Fortgeschrittenenkurs

Urkunde

____

hat erfolgreich am Fortgeschrittenenkurs

„Soziales Kompetenztraining“

teilgenommen.

Du bist nun ein/e MeisterIn

der eigenen Gefühle und des Miteinanders!

____

Datum, Unterschrift der/s TrainerIn

1.1. Arbeitsblatt: Was ich noch an mir verbessern möchte

Teamauftrag

Besprich anschließend deine Antworten noch mit einem Erwachsenen.

Das möchte ich noch an mir verbessern:

....

....

....

Hier kann ich mir Unterstützung dafür holen:

....

....

....

Das muss ich tun, um dieses Ziel erreichen zu können:

....

....

....

Wo und wann ich meine neuen Fertigkeiten üben werde:

....

....

....

Name:

2.1. Arbeitsblatt: Freundschaft

Spezialauftrag

Beantworte für dich die folgenden Fragen:

Was ist in einer guten Freundschaft wichtig?

....

....

....

....

....

....

Woran erkennt man einen guten Freund?

....

....

....

....

....

....

Name:

3.1. Arbeitsblatt: Freundschaftsanalyse

Teamauftrag

Diese Eigenschaften muss ein guter Freund für mich haben:

....

....

....

....

....

....

Diesen Freund/Diese Freundin habe ich jetzt als „falsche Freunde“ enttarnen können:

....

....

....

....

....

....

Name:

4.1. Arbeitsblatt: Wer ist gemeint?

Teamauftrag

Beschreibe die Person, die du gezogen hast, mit deinen eigenen Worten, ohne dabei jedoch ihren Namen zu erwähnen. In der nächsten Stunde werden wir raten, um wen es sich bei den einzelnen Beschreibungen handelt.

Die Person würde ich folgendermaßen beschreiben:

....

....

....

....

....

....

....

....

....

....

....

....

....

....

....

Name:

5.1. Arbeitsblatt: Selbst-/Fremdwahrnehmung

Teamauftrag

Wenn ich ein Tier wäre, wäre ich:

....

....

Die Gruppe meint, wenn ich ein Tier wäre, wäre ich:

....

....

Besprich das Tier, welches du für dich gewählt hast, bzw. das, welches die Gruppe für dich gewählt hat, mit deinen Eltern oder einem anderen Erwachsenen.

☐ Was halten sie von deiner Wahl?

....

....

☐ Was halten sie von der Wahl der Gruppe?

....

....

☐ Kennen sie selbst ein Tier, welches ihnen noch passender erscheint? Wenn ja, warum und um welches Tier handelt es sich?

....

....

Name:

6.1. Arbeitsblatt: Kontaktaufnahme

Teamauftrag

Suche dir eine Situation aus deinem Alltag, in der es dir schwergefallen ist, mit jemandem in Kontakt zu treten (z. B. Kinder auf dem Spielplatz fragen, ob du mitspielen darfst; einen Erwachsenen nach der Uhrzeit fragen; in einem Geschäft fragen, ob du aufs WC gehen darfst ...).

Trainiere diese Situation einmal zu Hause in einem Rollenspiel und erprobe dieselbe Situation dann im Alltag!

Kontaktaufnahme zu Hause im Rollenspiel:
Worauf habe ich geachtet? ....

....

Wie leicht/schwer ist mir diese Aufgabe gefallen? ....

....

Was ist meinen Eltern dabei noch aufgefallen? ....

....

Kontaktaufnahme zu einer fremden Person im Alltag:
Worauf habe ich geachtet?

....

Wie leicht/schwer ist mir diese Aufgabe gefallen?

....

Welche Rückmeldungen gab es von der fremden Person oder von meinen Eltern, die dabei zugesehen haben?

....

....

Was kann ich beim nächsten Mal vielleicht noch verbessern bzw. ändern? ....

....

Name:

7.1. Arbeitsblatt: Streit in der Pause

Unterstreiche die Kommunikations- und Verhaltensfehler

Pausensituation: Lisa möchte ihr Pausenbrot essen und bemerkt, dass es weg ist. Lukas steht zufällig daneben und kaut an etwas herum. Zwei Wochen vorher hatte Lukas aus Spaß einmal von Lisas Brot abgebissen. Lisa glaubt, dass Lukas ihr das Brot geklaut hat.

Lisa: Was nimmst du Blödmann mir mein Pausenbrot weg!

Lukas: Hab ich doch gar nicht, du dumme Kuh! Ich esse meine Banane, willst du mal schauen? *(Er öffnet dabei den Mund.)*

Lisa: Kannst wen anderen für dumm verkaufen. Ich weiß genau, dass du es gewesen bist. Vor zwei Wochen hast du Dummkopf ja auch einfach abgebissen. Du bist echt fies!

Lukas: Weißt du was? Du kannst dein Vesper selbst essen. Glaubst du, ich esse so was überhaupt? Liegt ja wahrscheinlich schon ewig in eurem vergammelten Kühlschrank herum, das Zeug. Das schmeckt ja nach alten Socken.

Lisa: Was sagst du da? Das ist ja gar nicht wahr! Meine Mama ist da sehr genau! Was abgelaufen ist, kommt weg, aber wahrscheinlich ist das bei euch so. Ha!

Lukas *(singend und Lisa veräppelnd)*: Mein Vesper, meine Jause ist echt bio, mein Vesper, meine Jause ist echt bio ...

Lisa: Also das sag ich jetzt aber der Lehrerin, dass du mein Brot genommen hast und noch gemein über meine Eltern redest, du Blödian.

Lukas: Na geh schon petzen, was anderes kannst du eh nicht.

Lisa: Was heißt das jetzt schon wieder? Glaubst du, ich komme mit dir nicht klar? *(Sie packt Lukas am Arm.)*

Lukas: Willst du kleines Mädchen mich jetzt hauen? Ich habe ja so Angst! *(Er zieht Lisa an den Haaren.)*

Lisa: Lass mich in Ruhe, du Blödian! *(Sie schubst Lukas weg.)*

Lukas: Spinnst du?

Lisa: Glaubst du, ich finde es lustig, wenn mir jemand mein Pausenbrot klaut? Ich hab Hunger, du Miesmacher. *(Sie will gerade zur Lehrerin gehen.)*

7.2. Arbeitsblatt: Wut

Teamauftrag

Was macht mich wütend? Was bringt mich auf die Palme? Wobei sehe ich rot?

Situation 1: ....

Wo? ....

Wer war dabei? ....

Worum ging es? ....

Was habe ich mir in dieser Situation gedacht? ....

....

So bin ich wieder ruhig bzw. entspannt geworden: ....

....

Situation 2:

Wo? ....

Wer war dabei? ....

Worum ging es? ....

Was habe ich mir in dieser Situation gedacht? ....

....

So bin ich wieder ruhig bzw. entspannt geworden: ....

....

Name:

8.1. Arbeitsblatt: Steine bemalen

Spezialauftrag

Bemale für jedes Gruppenmitglied einen mittelgroßen Stein und nimm sie zur nächsten Gruppenstunde mit.

9.1. Arbeitsblatt: Interne und externe Verstärker

Spezialauftrag

Finde sowohl drei interne als auch drei externe Verstärker, also Gründe, für die es sich lohnt, sich sozial zu verhalten (ehrlich sein, selbstbewusst, aber dabei nicht überheblich, Probleme besprechen statt mit Streit oder Gewalt zu lösen etc.).

Interne Verstärker
Beispiel: ich möchte ehrlich sein; ich will, dass sich die Leute auf mich verlassen können etc.

1. ....

....

2. ....

....

3. ....

....

Externe Verstärker
Beispiel: mehr Freiheiten, weniger Stress mit den Eltern etc.

1. ....

....

2. ....

....

3. ....

....

Name:

10.1. Arbeitsunterlage: SpezialistInnenkurs

Urkunde

____

hat erfolgreich am SpezialistInnenkurs

„Soziales Kompetenztraining“

teilgenommen.

Du bist nun ein/e MeisterIn

der eigenen Gefühle und des Miteinanders auch

in schwierigen Situationen!

____

Datum, Unterschrift der/s TrainerIn

Kennenlernspiele

Besonderer Hinweis	*Variation*
• V. a. sozial unsichere Kinder zeigen sich schnell verunsichert, wenn sie nicht der großen Masse angehören, in diesem Fall ermutigen, bei ihrem Standpunkt zu bleiben • das anschließende Gespräch zulassen und fördern, jedoch auch strukturierend begleiten (v. a. in Bezug auf Angeben, abwertende Bemerkungen und zeitliche Ressourcen)	–

Spiel **„Ich beschreibe mich“**	*Alter* Ab ca. acht Jahren
Dauer ca. zwanzig Minuten	*Material* Papier, Bleistifte, Radiergummi, Spitzer
Ziele • Kennenlernen der Gruppenmitglieder untereinander • sich mit seinen Eigenschaften und Stärken befassen • sich auf das Wesentliche fokussieren • ein Gespräch anbahnen	*Anleitung* Vervollständigen der vier vorgedruckten Sätze: • Ich kann besonders gut … • Mein Lieblingsessen ist … • In meiner Freizeit mache ich am liebsten … • Meine Freunde sagen, ich bin … Ergebnisse anschließend der Gruppe vorlesen

Spiel **„Wollknäuelspiel“**	*Alter* Ab ca. acht Jahren
Dauer ca. zwanzig Minuten	*Material* • ein Wollknäuel
Ziele • Kennenlernen der Gruppenmitglieder untereinander • Interesse für den anderen zeigen und mehr über ihn erfahren	*Anleitung* • Aufstellung im Kreis • reihum nennt jeder seinen Namen • der Spielleiter wirft nun einem Kind das Wollknäuel zu und sagt: „Ich heiße Stefanie und möchte von dir wissen, was du am liebsten isst.“ Das Kind beantwortet die Frage, wickelt sich den Wollfaden um den Finger und wirft das Knäuel an ein anderes Kind weiter und stellt diesem eine neue Frage.
Besonderer Hinweis • Zeigen, wie der Faden am besten geworfen werden kann	*Variation* –

Spiel **„Wenn du ...“**	*Alter* Ab ca. acht Jahren
Dauer ca. 15 bis 25 Minuten	*Material* • Ball
Ziele • Kennenlernen der Gruppenmitglieder untereinander • sich mit seinen Eigenschaften und Stärken befassen • Vorstellungsvermögen bzw. abstraktes Denken	*Anleitung* • Aufstellung im Kreis • der Spielleiter erklärt: „Jeder darf nun einem anderen einen Ball zuwerfen und dazu eine Frage stellen, welche aber alle mit „Wenn du ...“ beginnen müssen. Z. B.: „Wenn du eine Farbe wärst, welche wärst du dann?“
Besonderer Hinweis • die Antworten ermöglichen einen Rückschluss auf das Vorstellungsvermögen bzw. auf die Kreativität der Kinder	*Variation* • Zusatzfragen, warum man sich für diese Antwort entschieden hat, können ein Gespräch in Gang bringen

Spiel **„Verbotene Wörter“**	*Alter* Ab sieben Jahren
Dauer ca. zwanzig Minuten	*Material* –
Ziele • Kennenlernen der Gruppenmitglieder untereinander • miteinander ins Gespräch kommen • etwas von sich Preis geben	*Anleitung* • die Kinder gehen im Raum umher und beginnen mit anderen ein Gespräch • alle Wörter sind erlaubt bis auf „Ja“ und „Nein“
Besonderer Hinweis • das Stellen von offenen Fragen fällt häufig schwer, als Therapeut daher Beispiele vorgeben und unterstützen	*Variation* –

Pünktlich sein

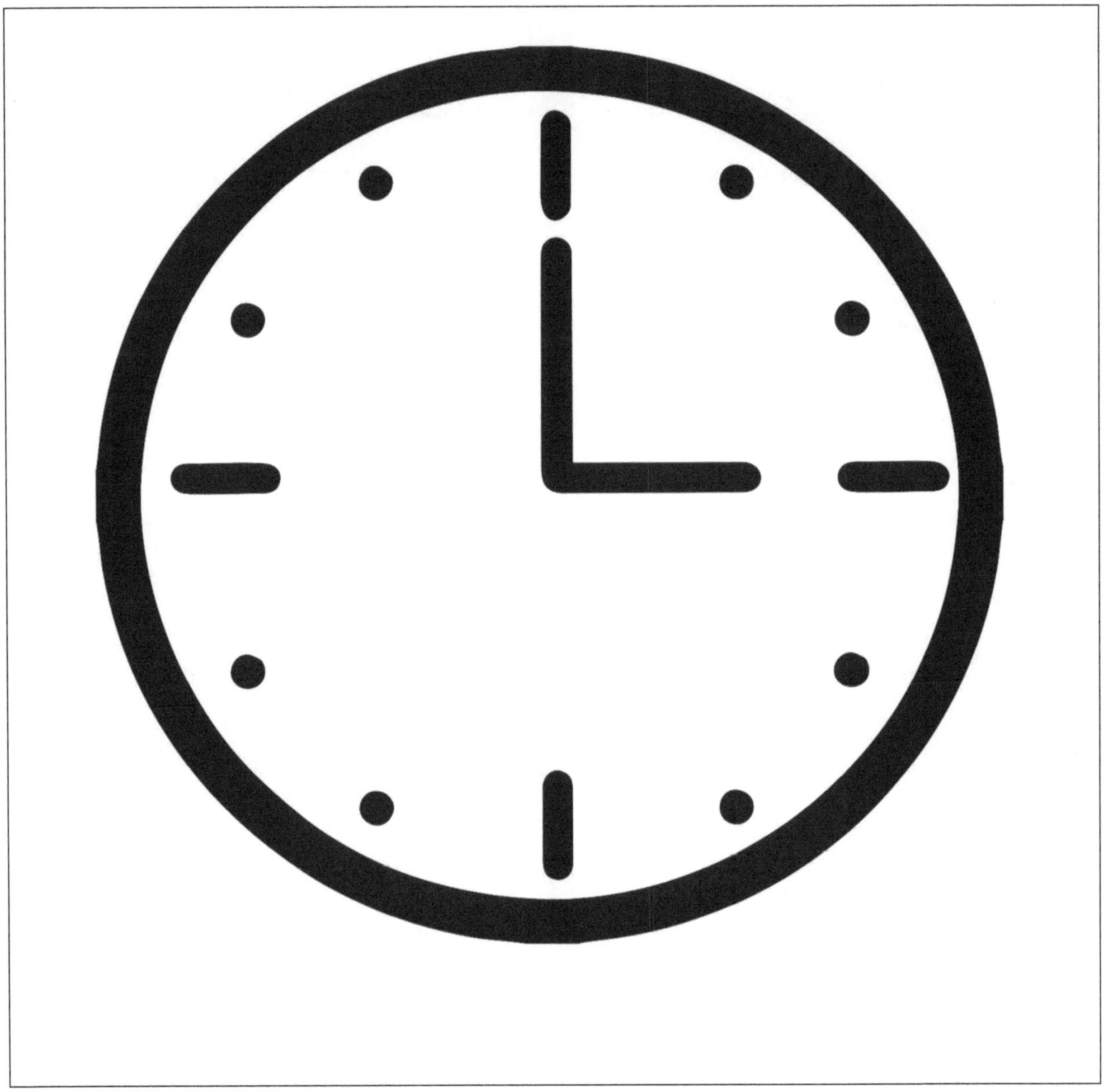

Aussprechen lassen/Zuhören

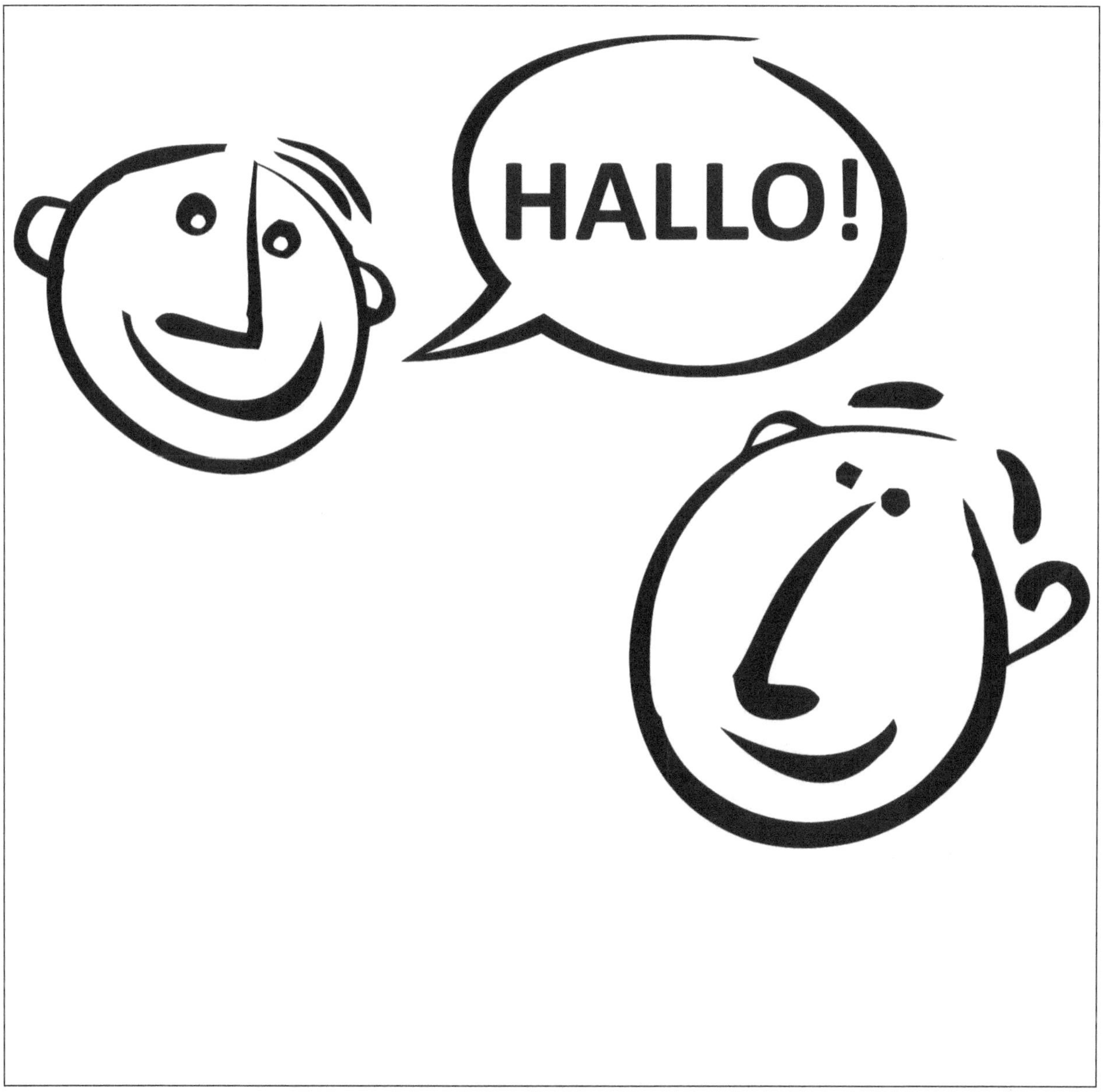

Freundlicher Umgang

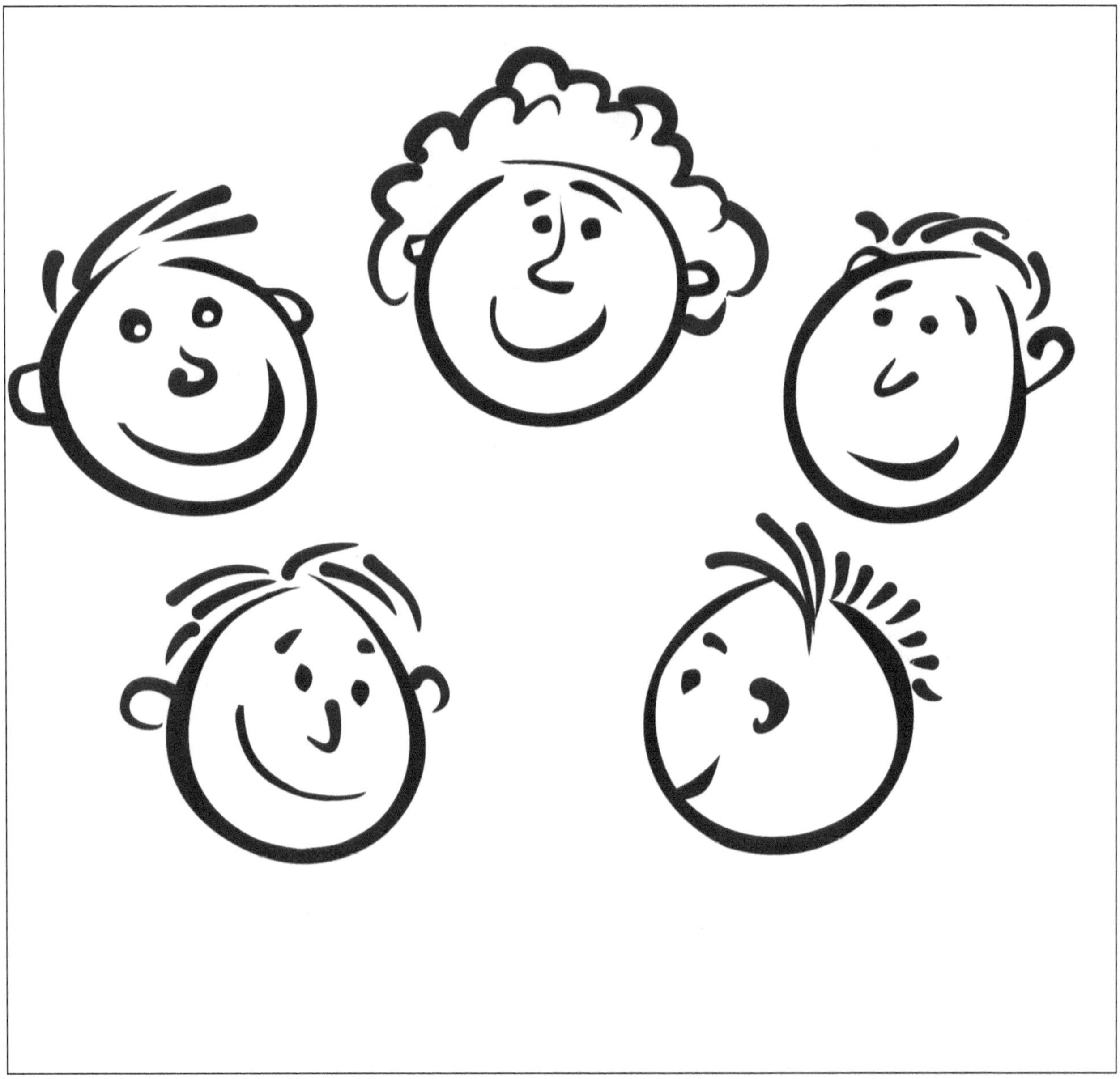

Sitzenbleiben

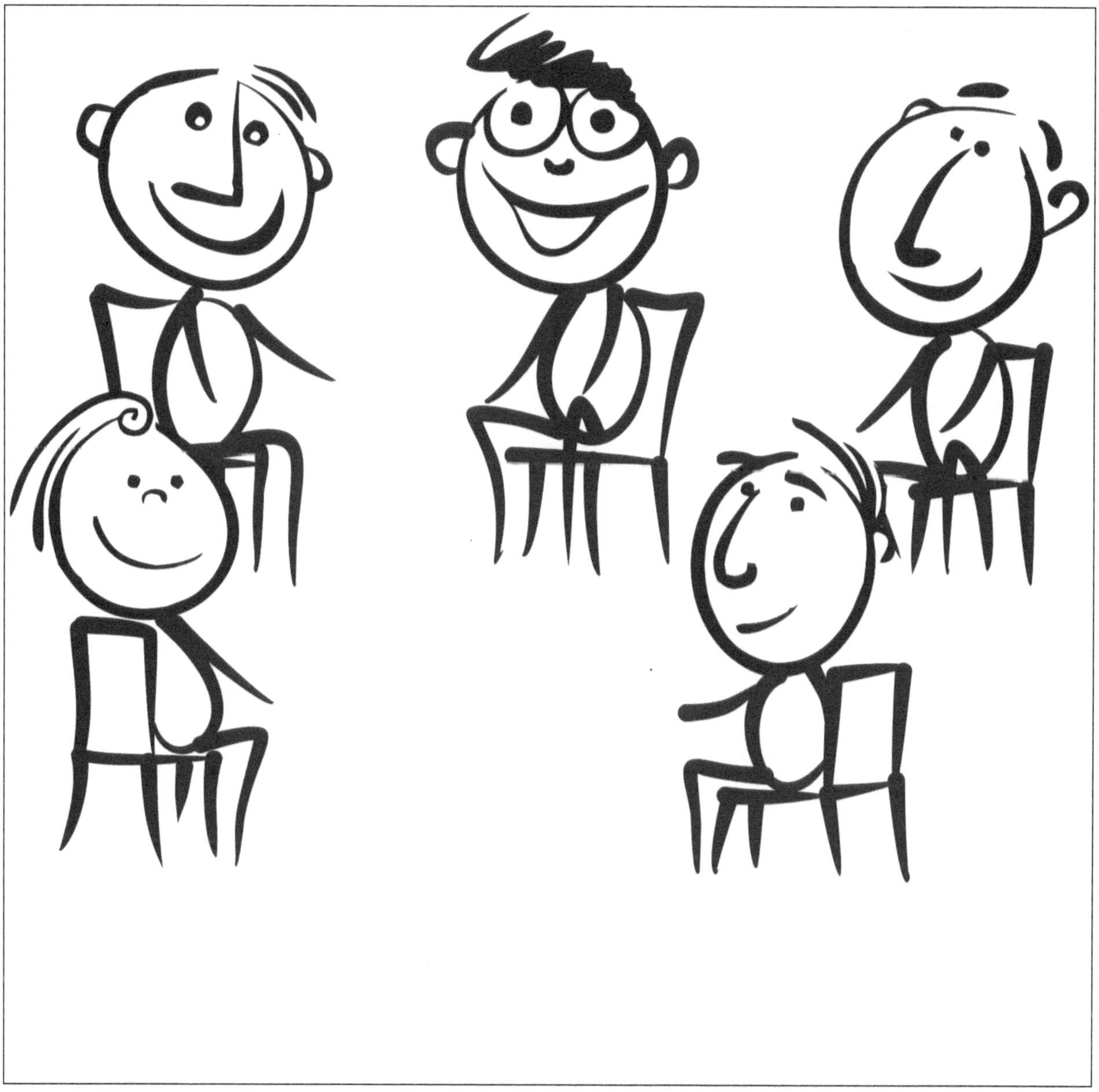

Thema

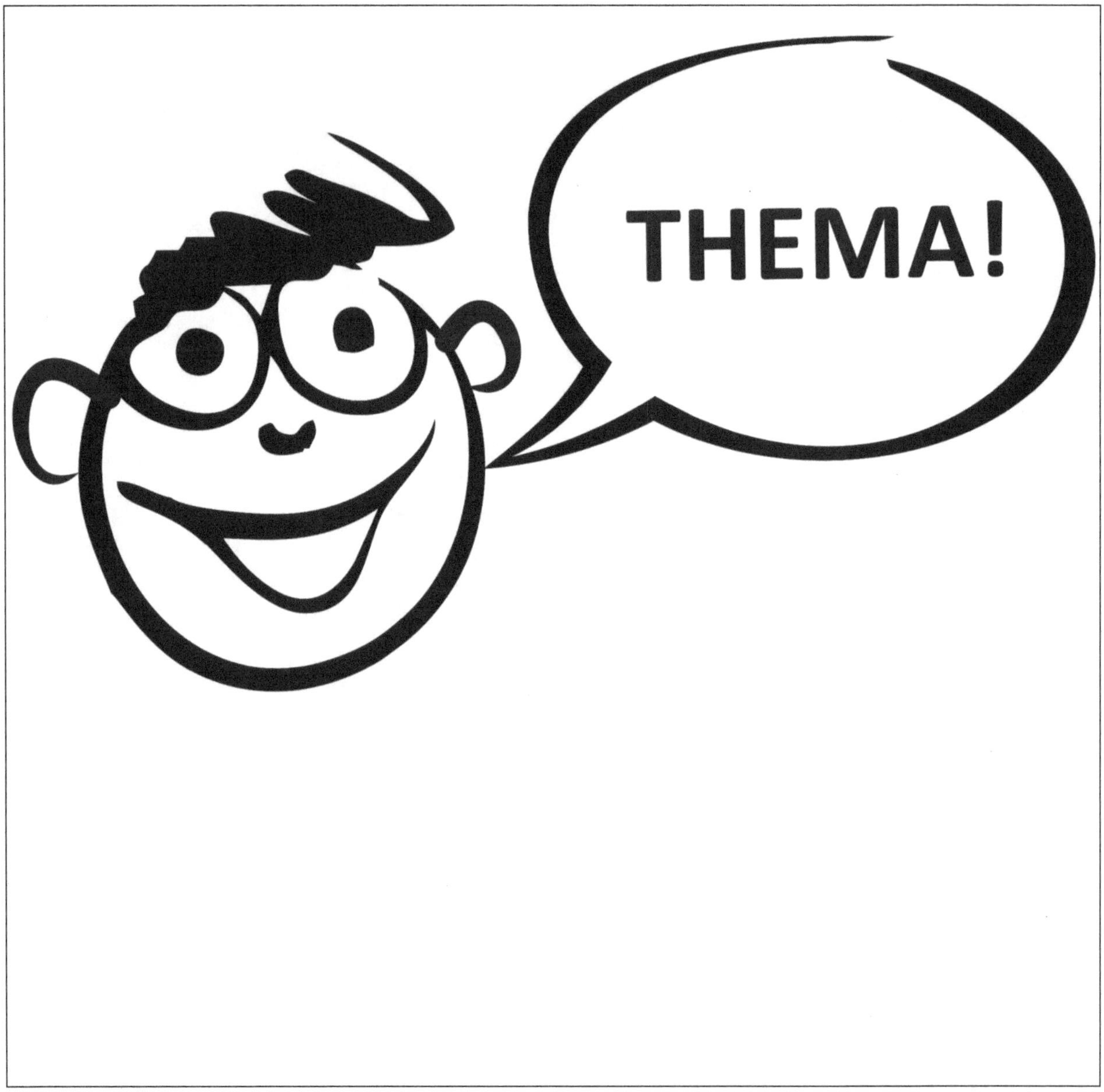

Wetterkarten

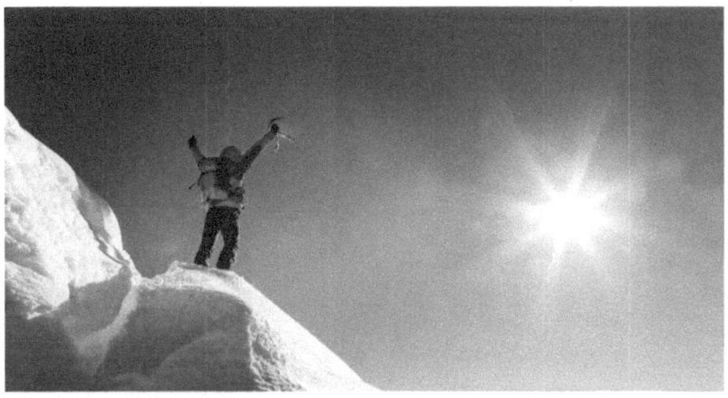
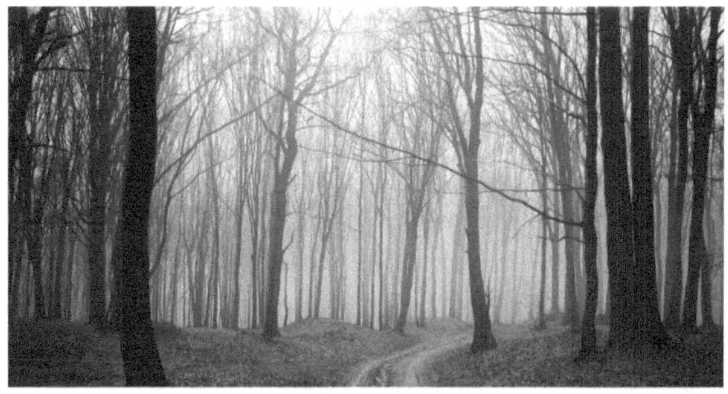
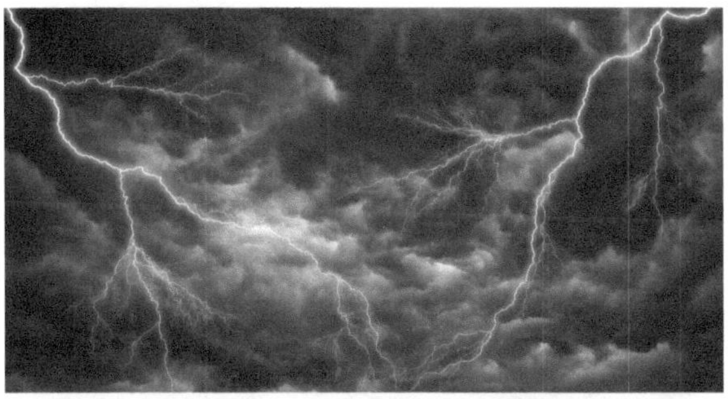

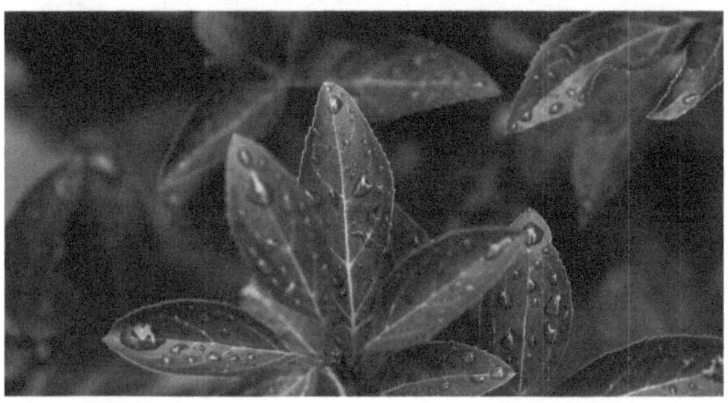
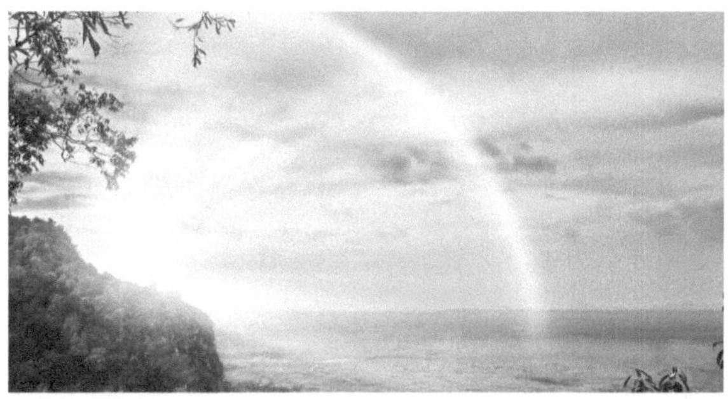
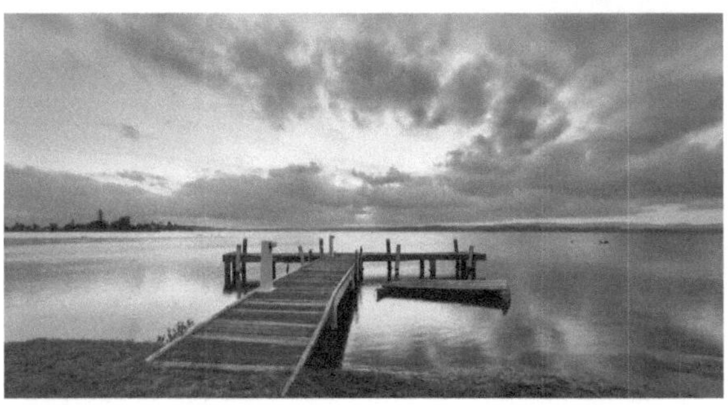
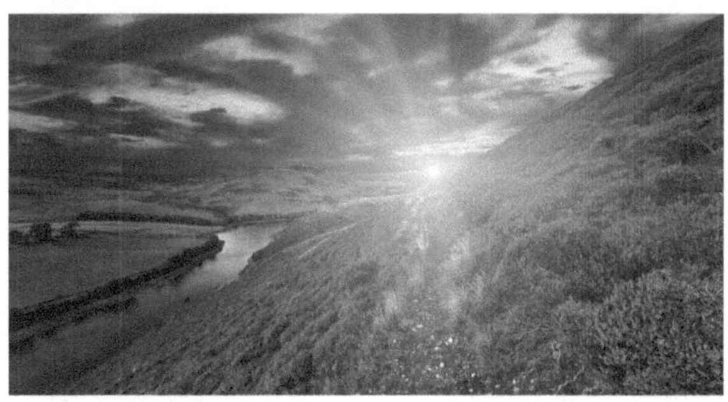
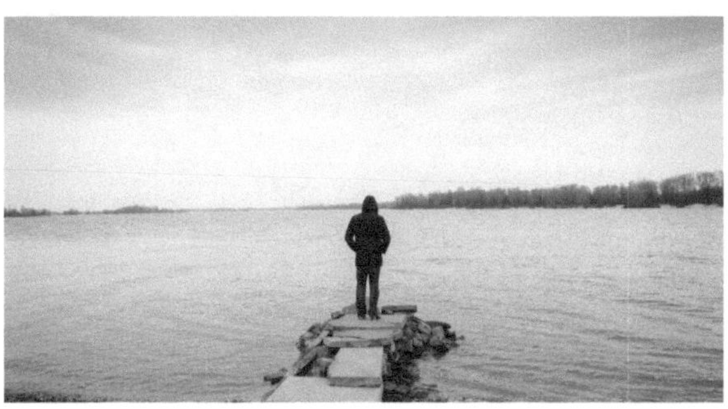
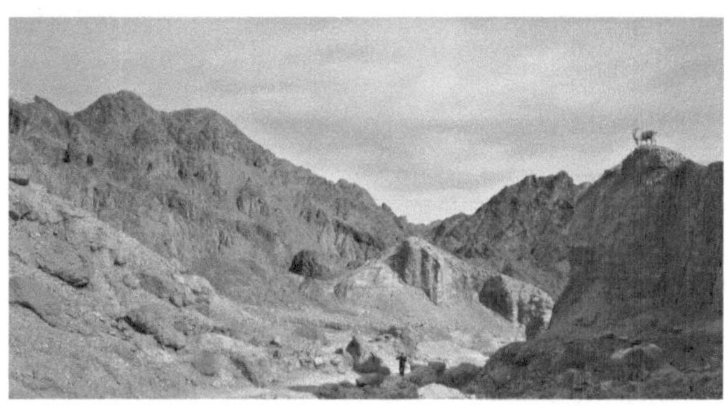

Gesichtsausdrücke

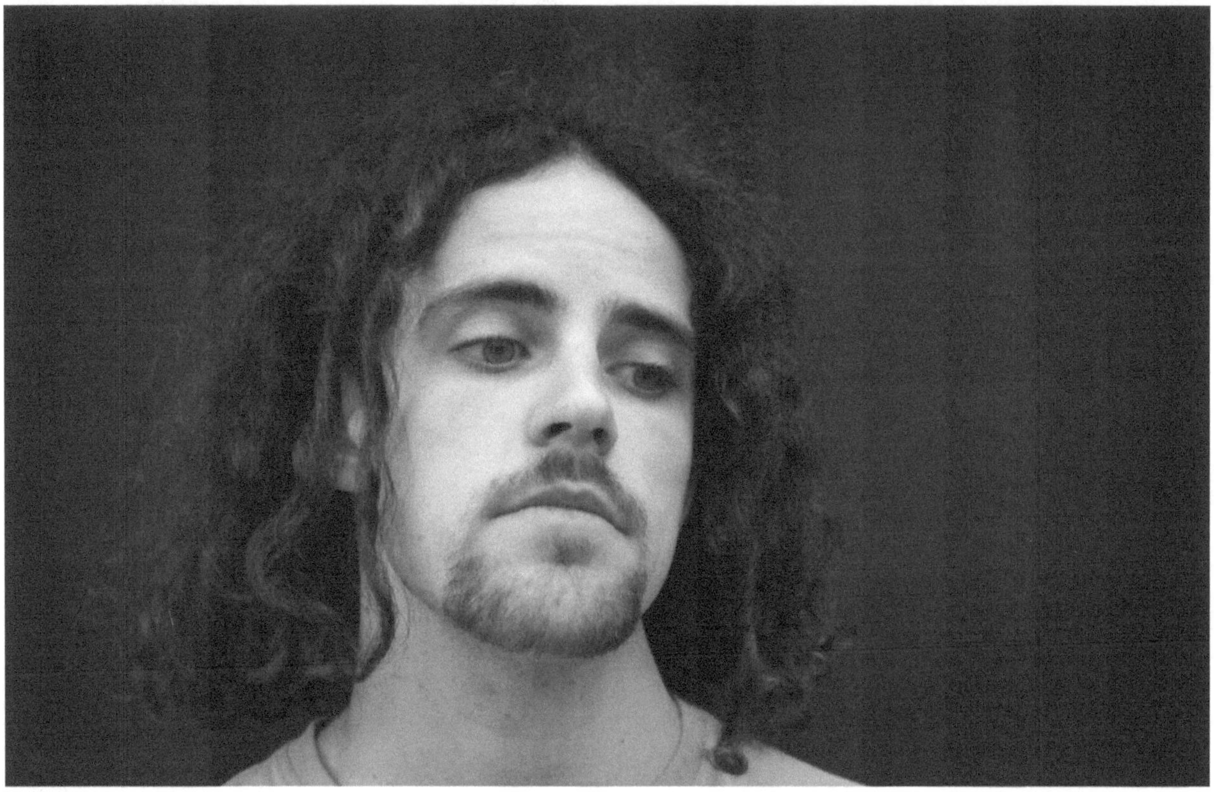

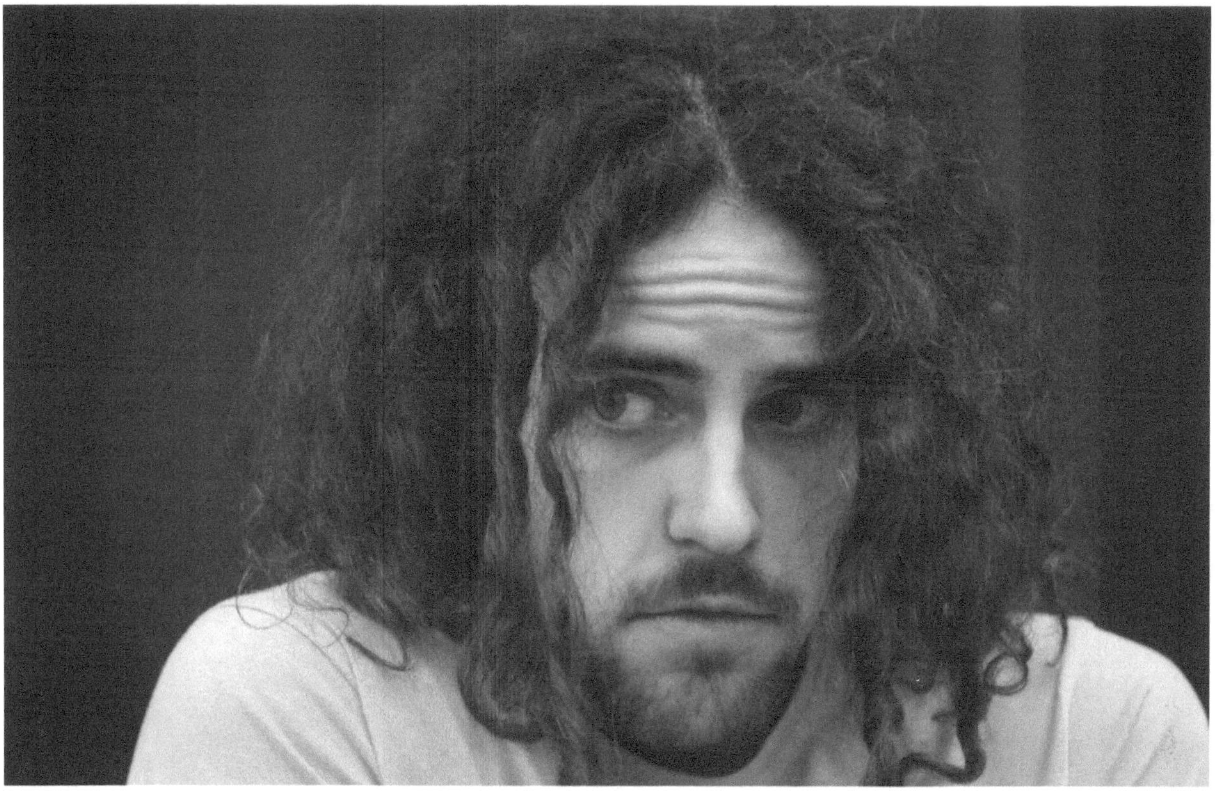

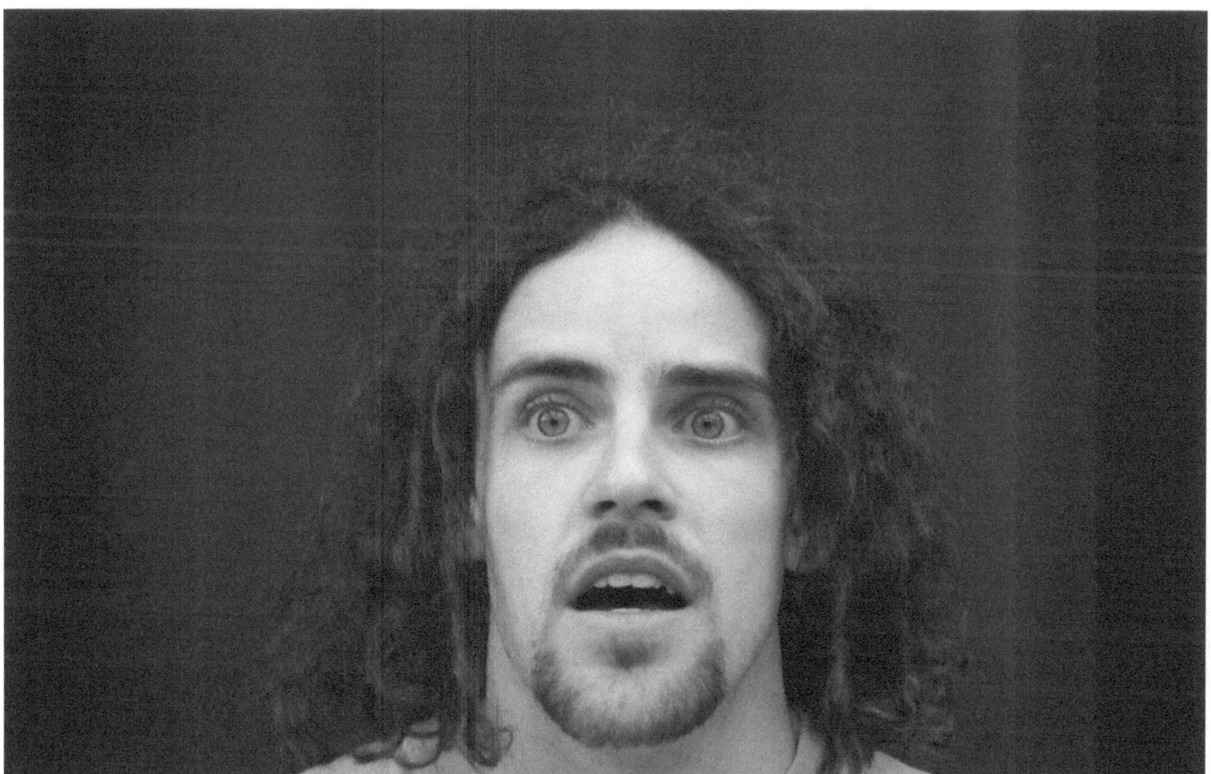

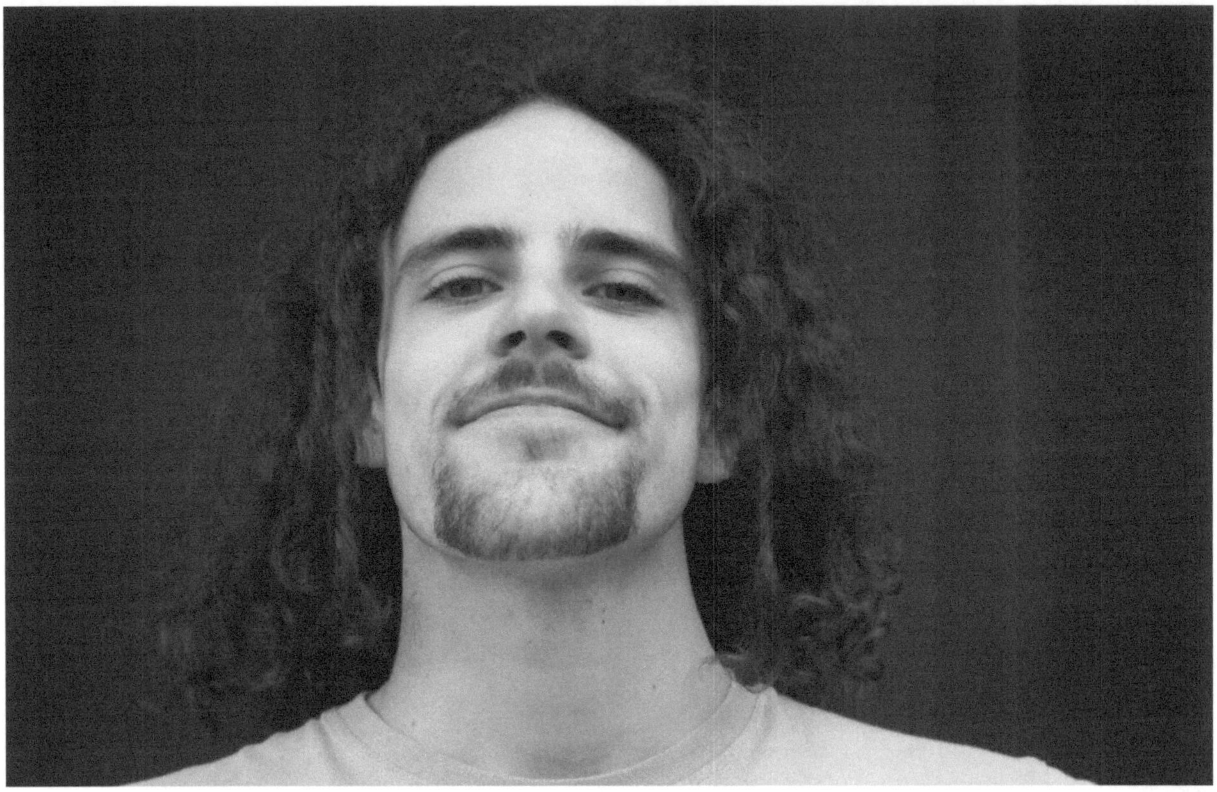

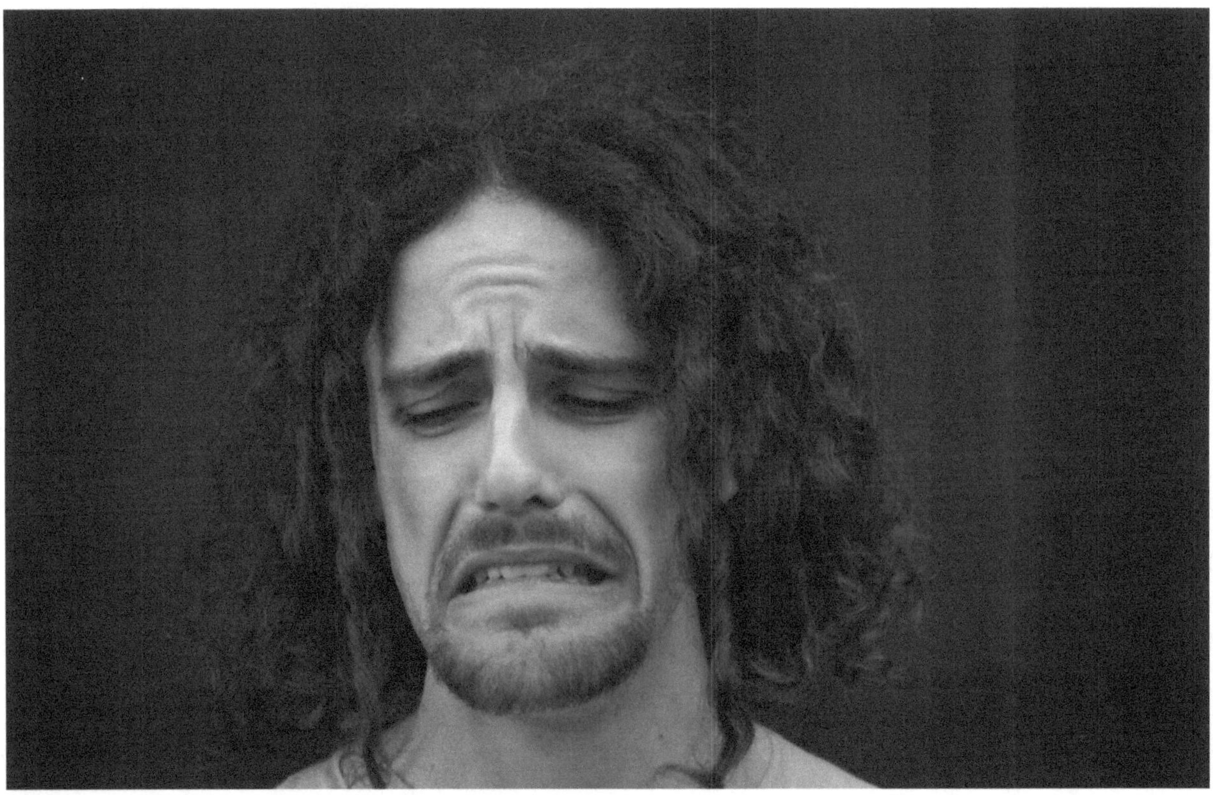

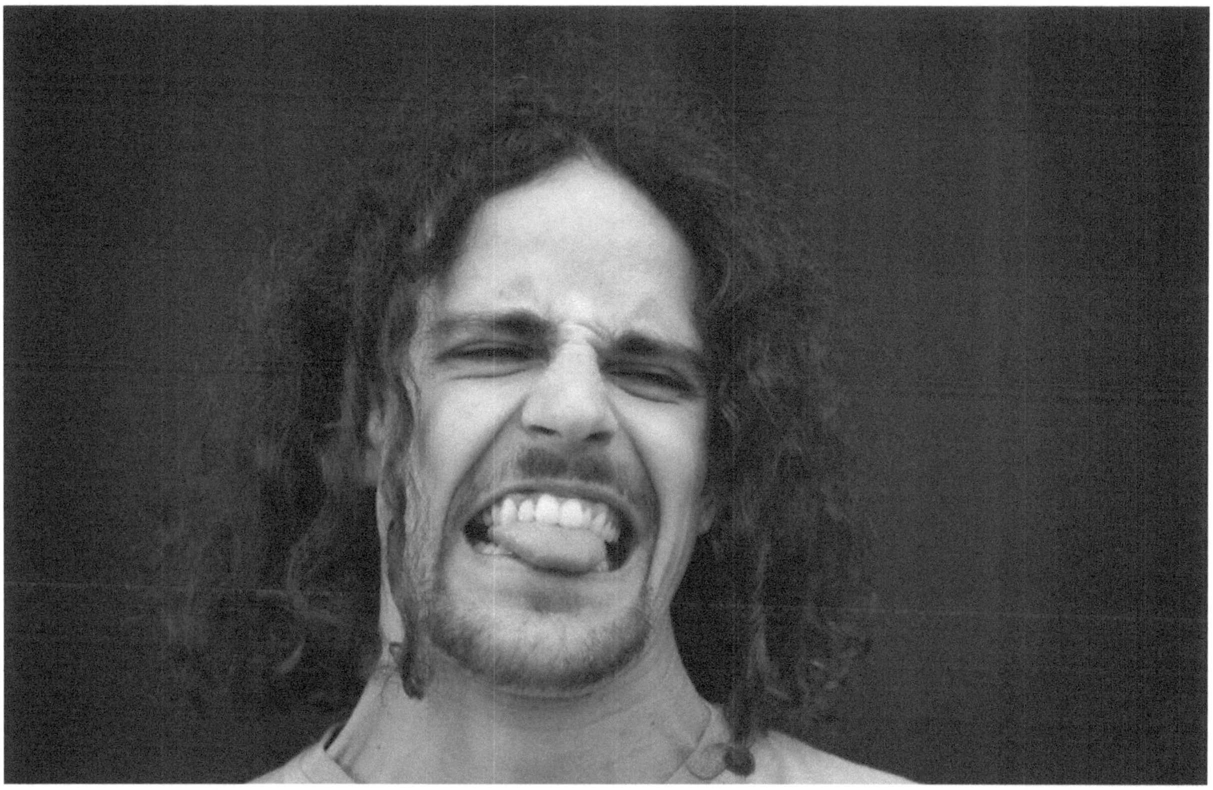

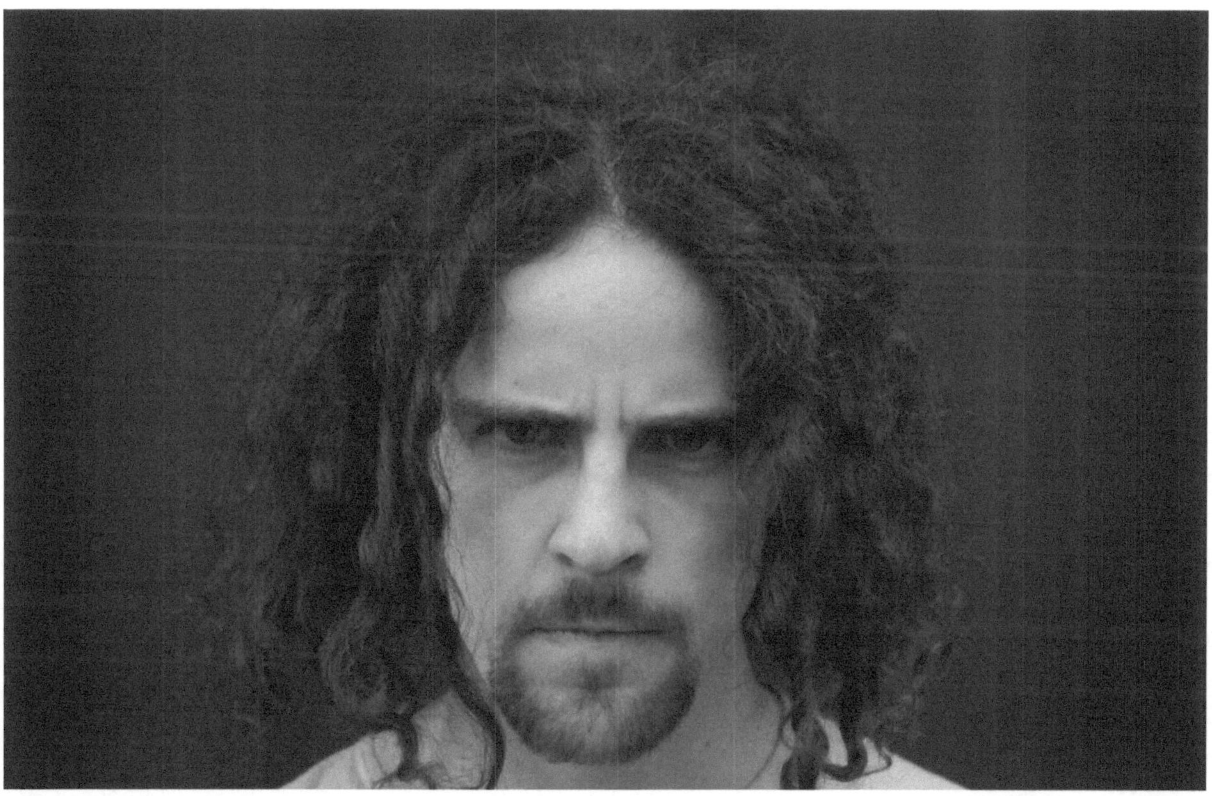

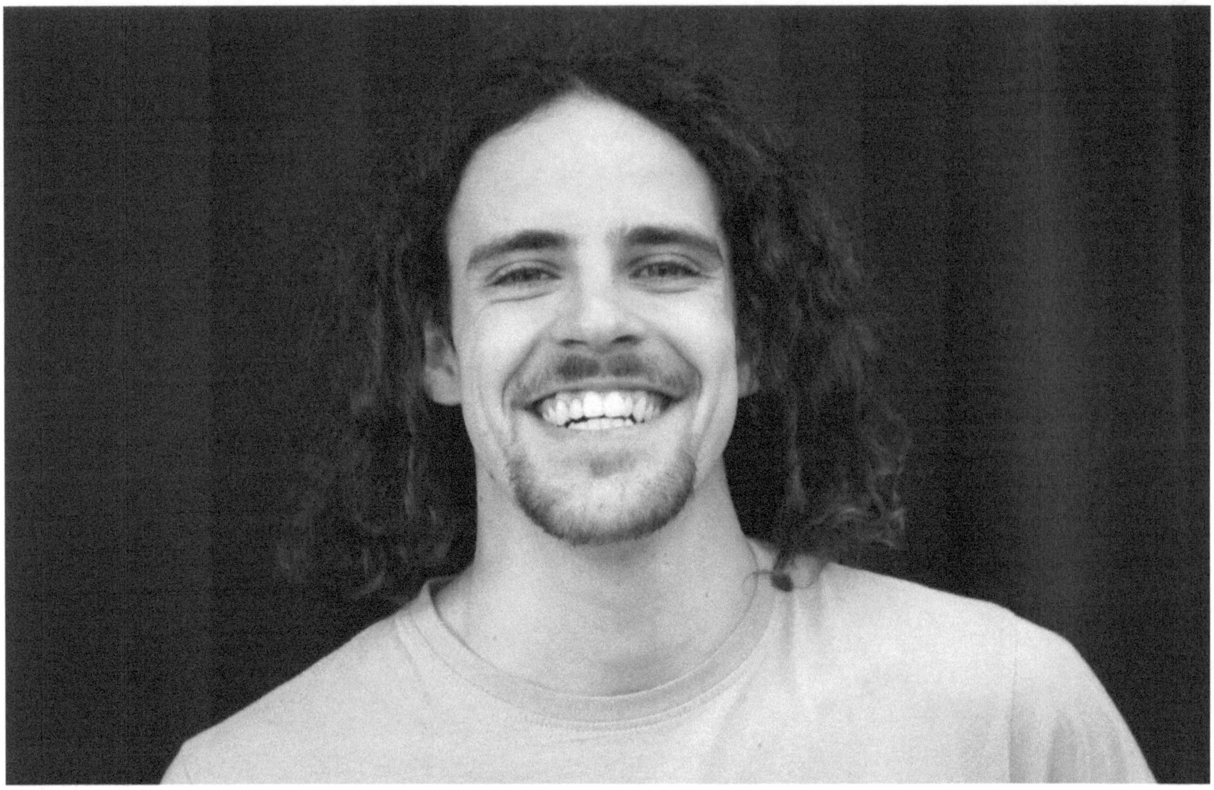

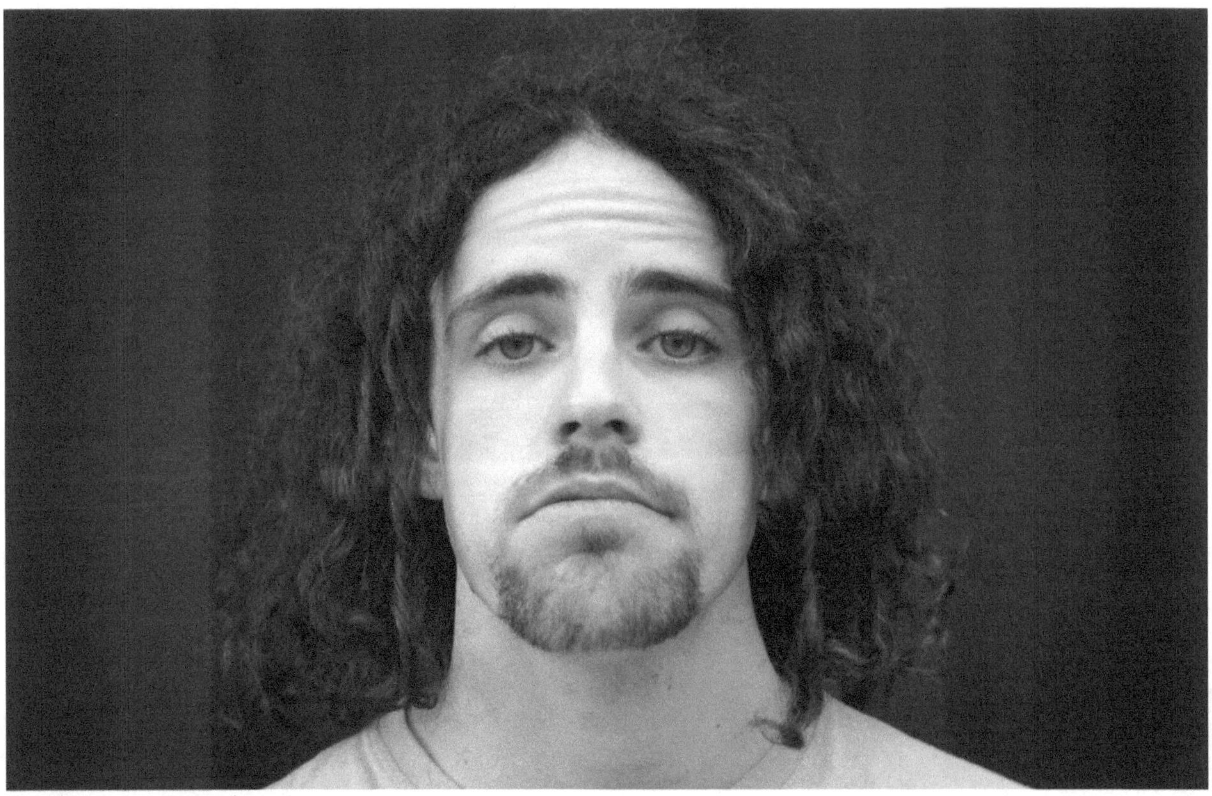

Gefühle (passend zu Gefühlskarten)

nachdenklich
unsicher, schüchtern
erschrocken, überrascht
stolz
traurig, verzweifelt
angeekelt, angewidert
wütend
fröhlich, glücklich
gelangweilt

Alltagssituationen

Carolines beste Freundin spricht in der Schule schon seit zwei Tagen kein Wort mehr mit ihr. Caroline überlegt, ob sie etwas falsch gemacht hat.
Patricks Mutter hat gesagt, dass sie eine Überraschung für ihn hat. Patricks rätselt, was die Überraschung sein könnte.
Sophie hat die Schule gewechselt. Heute ist ihr erster Tag in der neuen Klasse.
Tobias hat die Rechenaufgabe nicht verstanden, die die Lehrerin erklärt hat. Er überlegt, ob er nachfragen soll und was die anderen Kinder dabei denken.
Als Viktoria in ihr Zimmer geht, springt plötzlich ihr Bruder Christian hinter der Tür hervor und brüllt sie an.
David hat heute Geburtstag. Als er aus der Schule kommt, wartet sein Vater bereits mit dem coolen neuen Mountainbike auf ihn, das er sich so sehr gewünscht hat.
Marie hat zu Hause fleißig für den Rechentest geübt. Die Lehrerin lobt sie für ihre gute Leistung.
Paul kocht gern. Heute hat er erstmals ganz alleine Spaghetti für alle gekocht. Pauls Bruder meint, dass die Spaghetti total lecker seien, und auch Pauls Eltern loben ihn für das tolle Essen und die saubere Küche.
Tim hat beim Spielen unabsichtlich eine Vase umgestoßen. Jetzt liegt sie kaputt am Boden.
Marcel hat keine Freunde in der Klasse. In der Pause versucht er immer wieder mit den anderen Jungen zu spielen, doch die laufen dann weg oder veräppeln ihn.
Annas Mutter schimpft mit ihr, weil sie ihre Schwester geschubst hat. Anna beschwert sich, dass ihre Schwester sie schon vorher die ganze Zeit über geärgert und auch gezwickt hätte. Doch ihrer Mutter ist das egal.
Tom hat auf dem Schulhof eine tote Maus gefunden. Er hebt sie hoch, läuft zu Paul und wackelt damit vor dessen Nase herum.

Katharina will gerade ein Stück Kuchen essen. Plötzlich nimmt Florian ihr dieses aus der Hand, schleckt es ab und fragt spöttisch: „Na, magst du es noch essen?“
Ben baut schon seit Tagen an seiner Legoburg. Als er nach der Schule nach Hause kommt, sieht er, dass sein kleiner Bruder Stefan die Burg komplett zerstört hat.
Mias Vater hat schon mehrmals versprochen, mit ihr zum Pferdehof zu fahren, doch auch heute sagt er wieder, dass er arbeiten muss und keine Zeit hat.
Angelikas Eltern haben ihr versprochen, dass sie am Wochenende einen Wanderausflug zu der Berghütte machen, die Angelika so mag.
Daniels Freund Noah kommt heute Nachmittag zu ihm zum Spielen.
Marie hat Fernsehverbot und draußen regnet es.
Alex hat unabsichtlich sein Wasser verschüttet. Als die Lehrerin fragt, wer das war, nennt Alex deinen Namen.
Felix geht immer wieder zu seiner Mutter und fragt, was er spielen könnte.

Konfliktsituationen

Tom geht an deinem Schultisch vorbei und streift dabei ein paar Sachen vom Tisch. Er schaut zwar kurz, geht dann aber einfach weiter.
Florian sollte um 14:00 zu dir zum Spielen kommen, doch er ist erst um 14:30 bei dir.
Du hast Sabine ein Buch geborgt. Als sie es dir zurückgibt, sind einige Seiten zerknittert.
Markus hat dich an der Bushaltestelle unabsichtlich geschubst.
Annika hat dir deine Jacke weggenommen und sie versteckt.
Du hast Paul letzte Woche 5 Euro geliehen, weil er kein Geld für ein Vesper/eine Jause mithatte. Nun fragst ihn schon zum dritten Mal, wann er es dir zurückgibt.
Rafael beschwert sich bei der Lehrerin darüber, dass du ständig redest, was allerdings nicht stimmt.
Andrea ist bei dir zu Besuch. Beim Spielen will sie immer genau das haben, womit du gerade spielst.
Du spielst mit deinem Bruder ein Brettspiel. Jedes Mal, wenn eine seiner Figuren rausfliegt, beginnt er zu weinen und sagt, dass er nicht weiterspielen will.
Beim Abfangen ist Michael so wild, dass er dir wehtut.
Anneliese erzählt in der Klasse Lügen über dich.
Sebastian zwickt dich während des Unterrichts in den Arm, dreht sich dann weg und tut so, als wäre nichts gewesen.
Deine Schwester kommt immer wieder ohne zu fragen oder anzuklopfen in dein Zimmer.

Armin rutscht beim Schreiben immer so weit auf deine Seite rüber, dass du selbst kaum mehr Platz hast.
Sophie nimmt sich ohne zu fragen deine Stifte.
Matthias malt auf deiner Schreibunterlage, um dich zu ärgern.
Du unterhältst dich gerade mit Moritz. Während du sprichst, unterbricht Moritz dich mehrmals.
Alex hat unabsichtlich sein Wasser verschüttet. Als die Lehrerin fragt, wer das war, nennt Alex deinen Namen.
Du möchtest während der Pause noch den Stoff für den Test wiederholen. Ulrike spielt jedoch neben dir mit ihrem Handy laut Musik.

Aussagen Respekt

richtig	falsch
Es okay zu finden, wenn man unterschiedliche Meinungen hat.	Jemanden nachäffen.
Jemand anderem zu zeigen, dass man ihn mag.	Jemanden anlügen/anflunkern.
Miteinander befreundet zu sein.	Jemand anderen unbedingt von der eigenen Meinung überzeugen zu wollen.
Die Klassenregeln einhalten.	Zu sagen, dass der andere dumm sei, wenn er anderer Meinung ist.
Sich an die Regeln zu Hause halten.	Lügen über einen anderen erzählen.
Sich entschuldigen.	Geheimnisse eines anderen weitererzählen.
Versuchen, einen Fehler wiedergutzumachen.	Wenn man einen Fehler gemacht hat, so zu tun, als sei nie etwas passiert.
Im Gespräch abwarten, bis der andere fertig gesprochen hat (auch wenn es mich nicht interessiert).	Jemanden unterbrechen.
Einem anderen helfen.	Schlecht über einen anderen reden.
Wahrnehmen, wenn ein anderer Unterstützung braucht.	Nur das machen, was man will.

Alltagssituationen Kontaktaufnahme

Du siehst auf dem Schulhof Kinder aus deiner Klasse beim Fußballspielen und würdest gerne mitspielen.
Du bist mit deinen Eltern in einem Restaurant essen und hättest gerne noch eine Cola. Deine Mutter sagt, dass du es dem Kellner selbst sagen sollst.
An der Bushaltestelle sitzt ein Junge aus deiner Klasse, den du nett findest, mit dem du aber sonst kaum sprichst.
Dein Vater hat dich zum Bäcker geschickt, um Brot zu kaufen. Jetzt stehst du an der Theke vor der Verkäuferin.
Ein Mädchen drängelt sich beim Schulbuffet vor.
Du möchtest gerne einen Jungen aus deiner Klasse zum Spielen einladen.
Du musst ein Referat schreiben und möchtest gerne ein Mädchen aus deiner Klasse fragen, ob ihr zusammenarbeiten wollt.
Bei den Pfadfindern ist ein neuer Junge dabei, den du noch nicht kennst.
Im Sachunterricht dürft ihr gemeinsam ein Thema bearbeiten. Jeder soll sich dafür einen Partner suchen.

Zimmer der Wut

Setze oder lege dich nun ganz entspannt hin und komme zur Ruhe. Am besten ist es, wenn du auch deine Augen schließt, weil du so viel schönere innere Bilder sehen kannst.

Wichtig ist, dass du dich jetzt wirklich ganz sicher und entspannt fühlst.

Und während ein Teil von dir noch die Geräusche der Umgebung wahrnimmt, kann ein anderer Teil von dir bereits beobachten, wie du hier im Sessel sitzt oder auf dem Boden liegst. Und es kann auch interessant sein, wie deine Hände und Füße sich anfühlen, wie sie aufliegen, wo sie schon ganz locker sind und wo du sie noch ein wenig mehr lockern kannst, denn dein ganzer Körper sollte sich ganz locker und gut anfühlen.

Du wirst vielleicht auch schon bemerken, wie dein Körper immer schwerer und schwerer wird, dann auch dein Atem tiefer und ruhiger fließt. Das Ein- und Ausatmen findet dein Körper ganz von selbst und deinen ganz persönlichen Rhythmus dazu.

Und vielleicht hast du jetzt Lust, all deine Sorgen oder schlechten Gedanken einfach mal abzugeben, so wie auch die Gedanken, die jetzt noch einmal auftauchen, kurz dableiben, um dann wieder zu verschwinden – so wie die Wolken am Himmel kommen und gehen, vom Wind weitergeblasen werden.

Und während ein Teil von dir diese Entspannung bereits genießen kann, möchte ich den anderen Teil von dir dazu einladen, mit mir eine kleine Reise zu machen, und du darfst dir den Weg dorthin selbst aussuchen. Nur das Ziel kennst du schon – das ist nämlich ein ganz besonderes Haus – das Haus deiner Gefühle. Und nun schau einmal, wie dieser Weg aussieht: Ist es vielleicht ein Feldweg, geht der Weg durch einen Wald oder ist es ein breiter asphaltierter Weg? Geht er eben dahin oder ist er steil und schwierig?

Und irgendwann kannst du in der Ferne dieses besondere Haus sehen, vielleicht noch ganz klein und undeutlich, aber mit jedem Schritt kommst du dem Haus näher und es wird auch deutlicher zu sehen.

Jetzt stehst du vor dem Eingang: Schau dir genau an, wie das Haus ausschaut. Ist es vielleicht ganz klein oder aber auch groß, fast schon ein Schloss? Vielleicht kannst du auch sehen, woraus es gebaut ist: aus Holz, Ziegel oder Beton? Schau dir auch die Farbe an und ob es einen Erker hat oder einen Balkon. Du hast sicher ein ganz besonderes Haus.

Wenn du dazu bereit bist, möchte ich dich einladen, dass du die Eingangstüre jetzt öffnest und in das Haus hineingehst, ich bitte dich aber, die weiteren Türen drinnen noch nicht zu öffnen. Sieh dich zuerst mal nur um, was du dort alles entdecken kannst.

Jedes Gefühl hat ein eigenes Zimmer: schau mal, wie viele Zimmertüren du sehen kannst und wo sie liegen – im Keller, im Erdgeschoß oder im Stock oben, vielleicht ganz oben im Dach oder gar in einem Nebengebäude oder ganz woanders. Auf jeder Türe kannst du sicher ein Schild sehen, welches Gefühl da drinnen wohnt – welche Gefühle stehen da drauf? Vielleicht findest du die Freude, den Stolz, die Angst und noch die vielen anderen Gefühle, schau mal ...

Und ich weiß nicht, wo genau in deinem Haus die Türe mit dem Schild der Wut ist, ob unten, oben, ganz woanders, aber ich möchte, dass du dorthin gehst. Und vielleicht hast du schon bemerkt, dass da Licht einer bestimmten Farbe durch den Türspalt scheint. Eine Farbe, die zu deiner Wut passt. Und vielleicht willst du jetzt auch kurz mal nachspüren, wie es sich anfühlt, wenn du weißt, dass du diese Türe gleich öffnen wirst.

Und jetzt entscheidest du dich, diese Türe tatsächlich zu öffnen. Tritt ein und schließe die Türe hinter dir wieder. Was kannst du alles sehen ... wie sieht deine Wut aus ... welche Gestalt oder Form hat sie ... ist sie klein oder groß ... was hat sie an ... .schau, ob du das Gesicht erkennen kannst ... hat sie überhaupt eines ... wo steht, sitzt, liegt sie ... füllt sie den ganzen Raum aus oder nur einen ganz kleinen Teil, vielleicht in einer Ecke oder an der Decke oben ... schau dich mal genau um und achte darauf, wie es dir geht, da so alleine mit deiner Wut in einem Zimmer zu sein.

Vielleicht möchtest du auch mit deiner Wut sprechen, hast vielleicht eine Frage an sie oder die Wut hat eine Frage an dich ... höre mal da ganz genau hin und lass dir auch genügend Zeit dazu ... es ist nämlich ganz besonders wichtig zu wissen, was die Wut dir sagen möchte ...

Und dann kannst du dich vorläufig wieder von ihr verabschieden und sagen: Tschüss, ich besuche dich bestimmt mal wieder. Dann öffnest du die Türe, gehst raus und schließt die Türe hinter dir wieder. Wie fühlst du dich jetzt: genauso wie vorher oder besser, schlechter oder anders? Achte mal darauf, damit du dein Gefühl genau beschreiben kannst.

Und dann bist du bereit, dich auf den Rückweg zu machen, in deiner Zeit, die du brauchst, bis du wieder hierher in diesen Raum kommst. Lass dir Zeit, du hast genug Zeit dazu ... wenn du bereit bist, dann kannst du deine Augen wieder aufmachen, dich dehnen und strecken, um dich ganz fit und munter zu machen.

Ich sage dir mal: Hallo, wieder zurück!

Die KiJu-Reihe im dgvt-Verlag:

Psychologie und Psychotherapie im Kindes- und Jugendalter

Michael Borg-Laufs & Katja Dittrich (Hrsg.)

Psychische Grundbedürfnisse in Kindheit und Jugend

Perspektiven für Soziale Arbeit und Psychotherapie

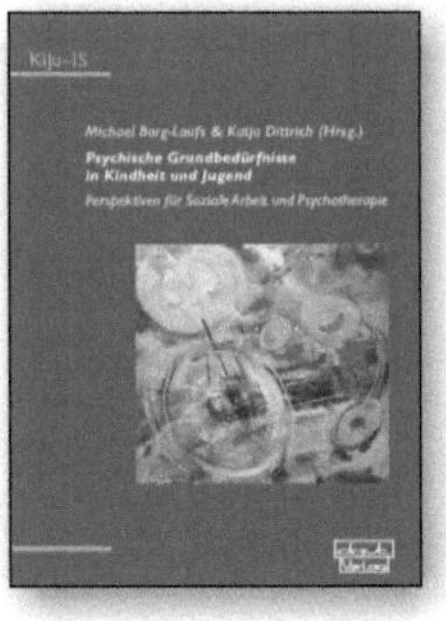

KiJu-15
2010
324 Seiten
EUR 24,80
ISBN 978-3-87159-915-6

Michael Borg-Laufs (Hrsg.)

Soziale Online-Netzwerke in Beratung und Therapie

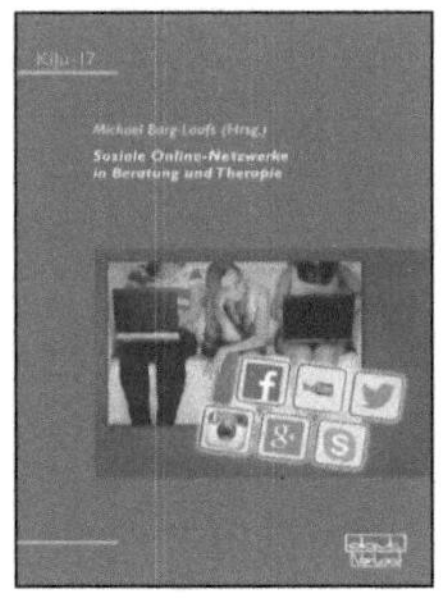

KiJu-17
2015
496 Seiten
EUR 38,–
ISBN 978-3-87159-917-0

Allyn Vonau & Karina Kreller

Eltern-Kind-Spiel-Training (EKST)

Ein Beziehung stiftendes Trainingsprogramm mit indirektem Fokus auf Problemsituationen zwischen Eltern und Kind (7–13 Jahren)

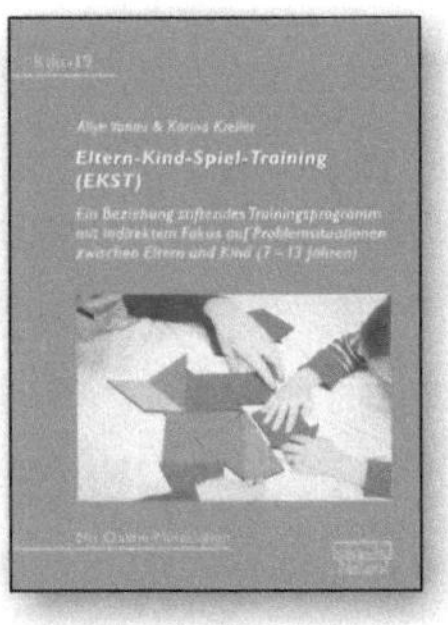

KiJu-19
2015
160 Seiten
EUR 19,80
ISBN 978-3-87159-919-4

Michael Helfer

Trainings-Inventar Aufmerksamkeitsstörung (T-I-A)

Konzentrations- und Arbeitstraining für Kinder mit ADS und ADHS

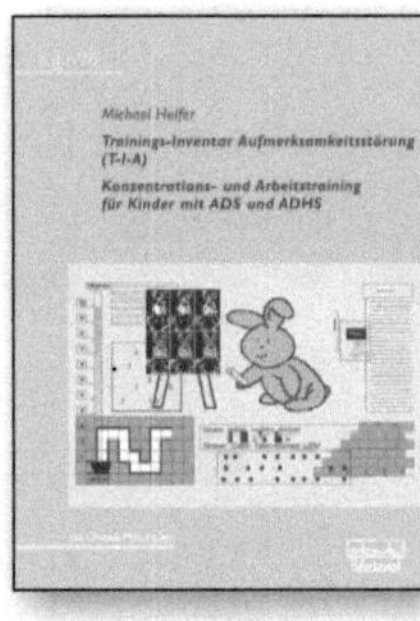

KiJu-20
2021, 2. Auflage
176 Seiten, Großformat
mit Online-Materialien
EUR 19,90
ISBN 978-3-87159-953-8

Michael Helfer

Trainings-Inventar Rechenstörung (T-I-R)

Schnelle Hilfe bei Lernstörungen – Dyskalkulie

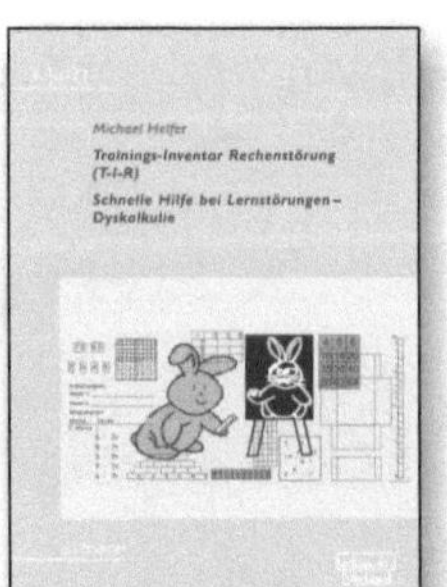

KiJu-21
2016
218 Seiten, Großformat
mit CD-ROM
EUR 24,90
ISBN 978-3-87159-921-7

Michael Helfer

Trainings-Inventar Lese-Rechtschreibstörung (T-I-LS)

Schnelle Hilfe bei Lernstörungen – Lese- und Rechtschreibstörung

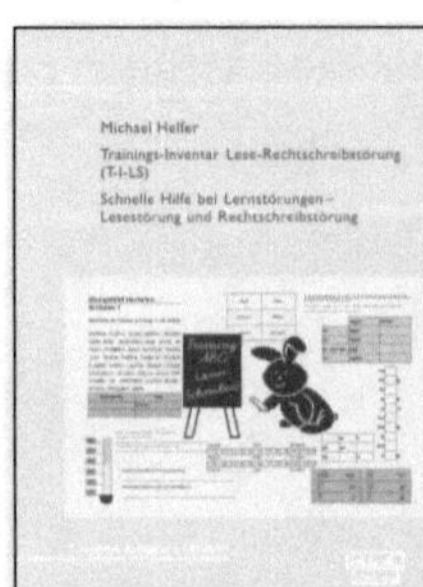

KiJu-22
2021, 2., ergänzte Auflage
312 Seiten, Großformat
mit CD-ROM
EUR 34,90
ISBN 978-3-87159-952-1

---

dgvt-Verlag • Hechinger Str. 203 • 72072 Tübingen
Tel.: 0 70 71 / 79 28 50 • Fax: 0 70 71 / 79 28 51
E-Mail: mail@dgvt-Verlag.de • Internet: www.dgvt-Verlag.de